Fit und aktiv durch gesunde Verdauung

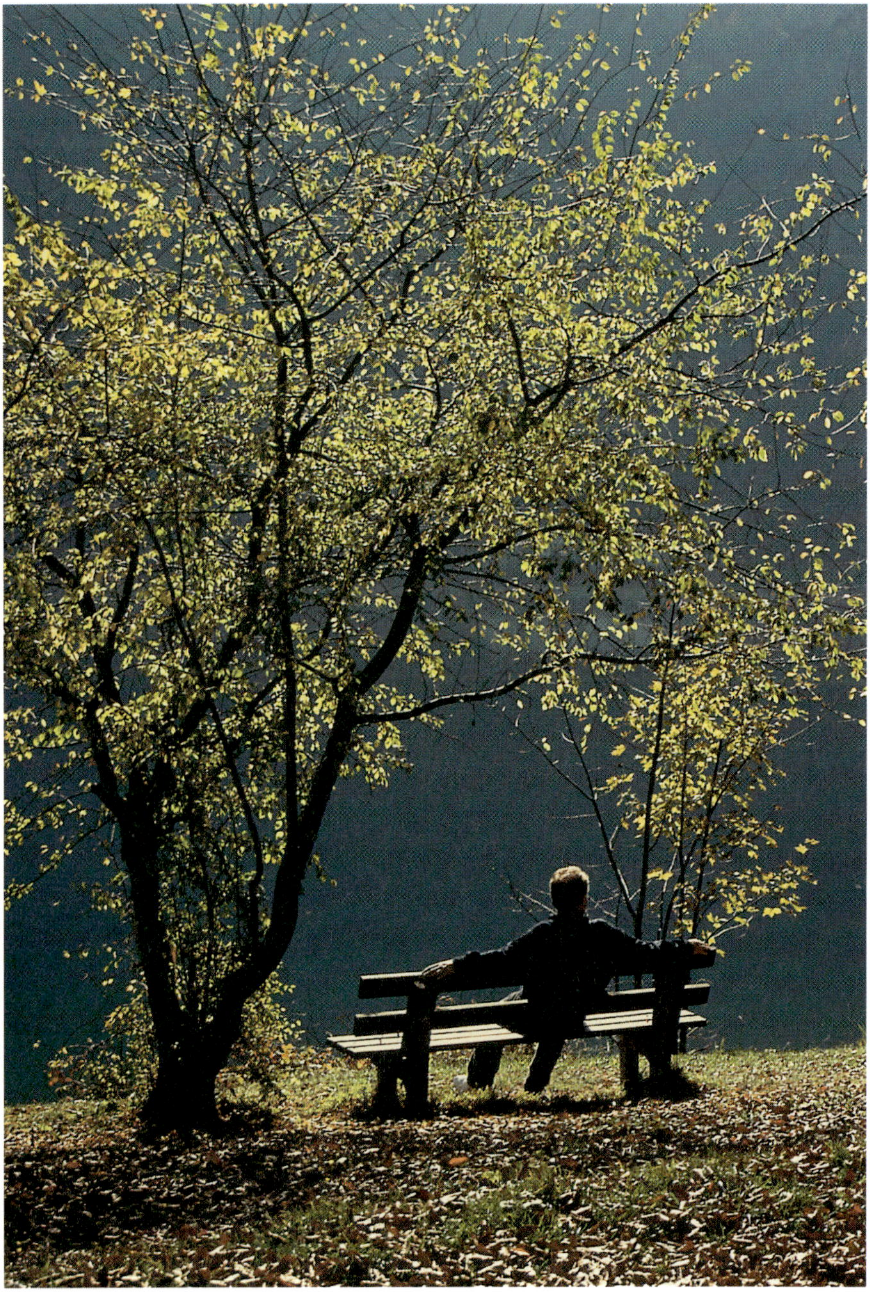

Dr. med. Lutz Koch

Fit und aktiv durch gesunde Verdauung

Wirksame Darmsanierung

Natürliche Mittel gegen Sodbrennen, Reizmagen, Verstopfung und Durchfall

Tips zur richtigen Ernährung

MIDENA

Der Autor:
Dr. med. Lutz Koch, Facharzt für physikalische und rehabilitative Medizin, Arzt für Naturheilverfahren und Chirotherapie, ist seit 1970 im Rehazentrum Graal-Müritz tätig.

Die Deutsche Bibliothek – CIP-Einheitsaufnahme

Koch, Lutz:
Fit und gesund durch gesunde Verdauung :
wirksame Darmsanierung, natürliche Mittel gegen Sodbrennen, Reizmagen, Verstopfung und Durchfall, Tips zur richtigen Ernährung / Lutz Koch. – Augsburg : Midena, 1998
ISBN 3-310-00464-3

Midena-Verlag, Augsburg

Produktion und Layout: Hampp Verlag GmbH, Stuttgart
Redaktion: Yvonne Georgi, Langenau
Satz: pws Print und Werbeservice Stuttgart GmbH
Reproduktion: BTB Bild und Text GmbH Baun, Fellbach
Lektorat: Franz Leipold
Umschlaggestaltung: S/L Kommunikation
Umschlagfoto: Comstock Fotoagentur , Berlin
Druck und Bindung: Offizin Andersen Nexö, Leipzig – ein Betrieb der INTERDRUCK Graphischer Großbetrieb GmbH

Printed in Germany
ISBN 3-310-00464-3

Gedruckt auf umweltfreundlich elementar chlorfrei gebleichtem Papier

Vorwort

Liebe Leser!

Sicherlich haben Sie auch schon das eine oder andere Mal Probleme mit Ihrer Verdauung gehabt. Und ganz bestimmt haben Sie sich auch schon überlegt, woran das liegen könnte und ob Sie nicht etwas an Ihrer Ernährung verbessern oder sich vielleicht auch mehr bewegen sollten.

Uns allen ist unbewußt klar, wie wichtig gesunde Ernährung, ausgleichende Bewegung durch sportliche Aktivitäten, aber auch Entspannung und Erholung für unser gesamtes Wohlbefinden sind.

Das vorliegende Buch möchte Ihnen helfen, aktiv etwas für Ihre Verdauung und damit für Ihre Gesundheit zu tun. Es erklärt Ihnen die Funktionen und Aufgaben unserer Verdauung, und Sie erfahren etwas über unsere Eßkultur. Darüber hinaus macht es Sie mit den häufigsten Störungen und Erkrankungen des Verdauungsapparates vertraut und gibt Ihnen Antworten auf die meist gestellten Fragen zu diesem Thema. Wir wünschen, daß Ihnen unsere zahlreichen Tips und Informationen unter anderem für eine wirksame Darmsanierung eine wertvolle Hilfe auf dem Weg zu mehr Wohlbefinden liefern.

Graal-Müritz, im Frühjahr 1998
Lutz Koch

Inhalt

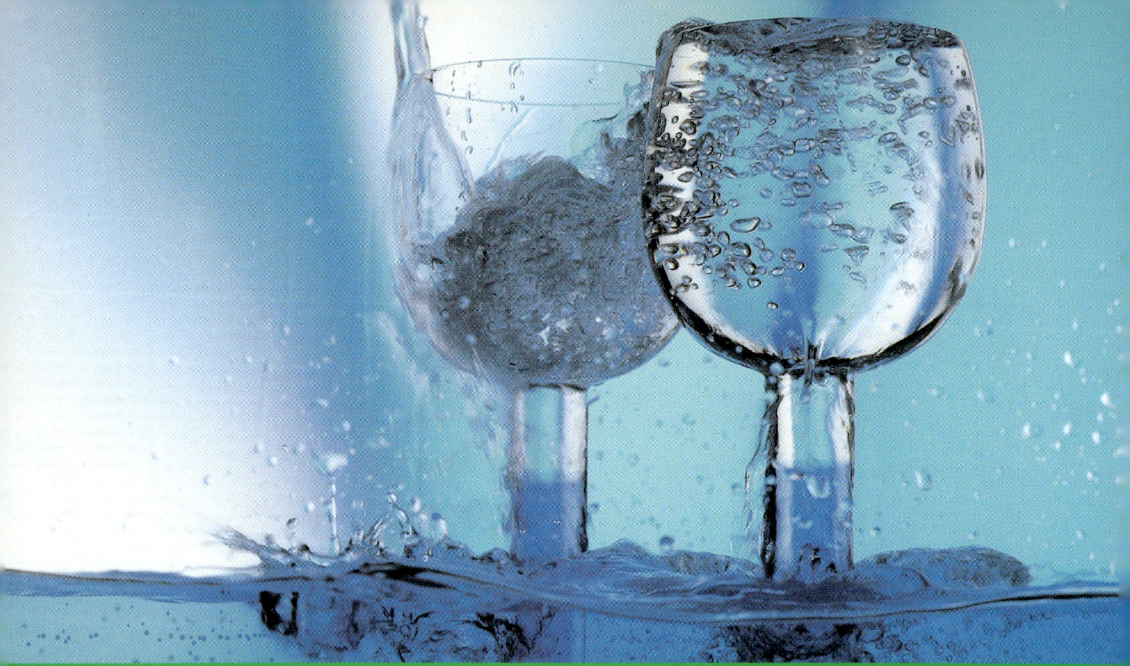

Unsere Verdauung –

Wie funktioniert sie eigentlich?

Das sehr umfangreiche System des Verdauungstraktes hat die Aufgabe, aufgenommene Nahrung in kleinste Bestandteile zu zerlegen, damit sie der Körper in sein Blut- und Lymphsystem übernehmen und zu allen Zellen transportieren kann. Dieses ausgeklügelte Organsystem besteht aus folgenden Bereichen: Mundhöhle, Rachen, Speiseröhre, Magen, Dünndarm, Dickdarm und Mastdarm sowie Anhangsorganen wie Gallenblase und Bauchspeicheldrüse. Es funktioniert völlig von selbst, automatisch, ohne unser bewußtes Zutun.

Gute Verdauung beginnt im Mund

Die Verdauung beginnt bereits im Mund: Uns läuft schon das Wasser im Munde zusammen, wenn wir ans Essen denken; kauen wir auf den ersten Bissen, produziert unser Magen bereits die Verdauungssäfte; haben wir den ersten Teil einer Speise gegessen, wartet die Gallenblase bereits auf ihre Arbeit; bald muß auch der Darm seine Muskeln anregen, sich rhythmisch zusammenzuziehen. Alle diese Funktionen werden vom vegetativen Nervensystem gesteuert, das nicht unserem Willen unterworfen ist. Es reagiert aber auf viele innere und äußere Einflüsse, die sich förderlich, aber oft auch sehr hinderlich auswirken können.

WUSSTEN SIE EIGENTLICH, ...?

... daß der menschliche Verdauungstrakt alle der Verdauung dienenden Organe von der Mundhöhle bis zum Mastdarm umfaßt und sieben bis neun Meter lang ist?

Man muß auf eine gute Verdauung achten und sich bewußt verhalten: Gesunde Ernährung einhalten, Tagesrhythmen ordnen, Streß und Hektik meiden, sich mehr bewegen und stets etwas für eine gesunde Lebensweise tun. Da dies in unserem modernen Leben jedoch oft sehr schwierig ist, stellen sich schnell Beschwerden ein. Heute leidet bereits jeder Dritte von uns unter Verdauungsstörungen. Ursache ist vielleicht auch eine Art »Automatismus«, die uns hin und wieder oder auch sehr oft etwas achtlos mit unseren Verdauungsorganen umgehen läßt. Oft merken wir erst bei den ersten Störungen, daß etwas nicht in Ordnung ist, daß wir einen Magen, einen sensiblen Darm, einen trockenen Mund oder sogar schmerzende Hämorrhoiden haben. Dann gilt es, so schnell wie möglich das Richtige zu tun, um uns wieder wohl zu fühlen und unsere Organe zu entlasten.

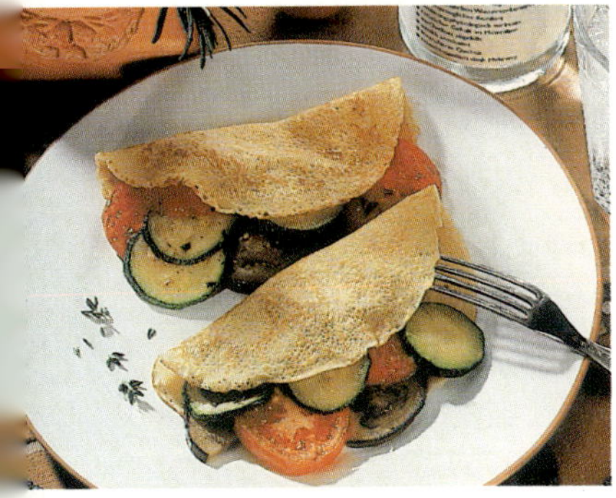

Bereits beim Anblick einer appetitlichen Speise reagieren die für die Verdauung notwendigen Organe: Es läuft einem das Wasser im Munde zusammen.

Welche Aufgabe hat die Verdauung?

Die Aufgabe unseres Verdauungssystems besteht darin, unseren Körper mit allen lebenswichtigen Nährstoffen zu versorgen. Alle Speisen, die wir beim Essen und Trinken aufnehmen, müssen »körpergerecht« zubereitet werden. Dazu dient zuerst das Grob- und Feinzerkleinern durch die Zähne. Bereits im Mund beginnen die Verdauungsvorgänge, wenn neben dem Zerteilen der Bissen auch die ersten Nahrungsbestandteile zerlegt werden. Der Speichel erfüllt dabei wichtige Aufgaben. Entsprechen die Geruchs- und Geschmackssignale von Speisen unseren Vorstellungen von einer schmackhaften und genüßlichen Kost, so läuft uns buchstäblich das Wasser im Munde zusammen.
Und das ist gut so, denn je mehr Speichel gebildet wird, desto weniger müssen Magen und Darm arbeiten.
Jeder Bereich des langen »Magen-Darm-Schlauches« hat seine bestimmten Aufgaben.

Hinweis

Anzeichen für eine gestörte Verdauung: Mundtrockenheit, Sodbrennen, Blähungen, Magenkrämpfe, Völlegefühl, Brechreiz, »Rumoren« im Bauch, Hämorrhoiden.

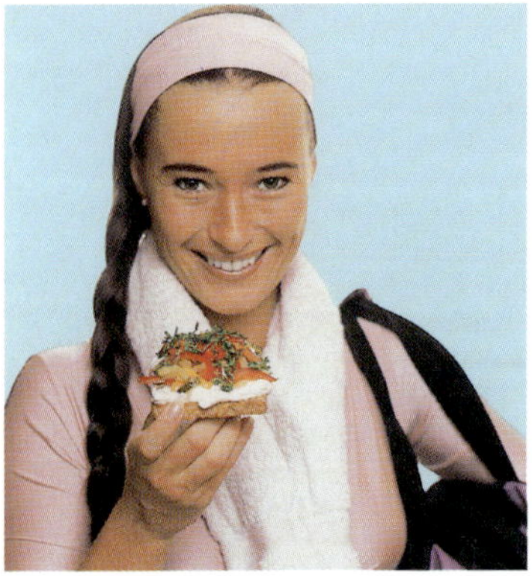

Unser Körper benötigt ständig Energie, die wir ihm über die Nahrung zuführen müssen. Treiben wir Sport, steigt auch der Energiebedarf.

Warum essen und trinken wir eigentlich?

Jedes Lebewesen benötigt ständig Energie, damit es wachsen, sich entwickeln, bewegen, fortpflanzen und am Leben erhalten kann. Dazu müssen Nährstoffe in die Körperzellen gelangen, um wie in einem Kraftwerk die notwendige Energie zu produzieren. Die verschiedenen Speisen und Getränke, die wir verzehren, erfordern ein kompliziertes System der Aufbereitung, ehe alle Bestandteile vom Körper aufgenommen werden können. Erst wenn sie in ihre kleinsten Einzelteile zerlegt sind, können sie verwertet werden. Dazu ist die Verdauung nötig.

Vordergründig essen wir, weil wir Appetit oder Hunger haben. Das ist aber nur Mittel zum Zweck. Hunger tritt nämlich dann auf, wenn unser Körper seine Speicher auffüllen möchte, wenn Energie benötigt wird, oder wenn unser Biorhythmus danach verlangt.

Die sechs grossen Gruppen der Nährstoffe:	
Kohlenhydrate	Eiweiße
Fette	Vitamine
Mineralstoffe	Wasser

Die Nahrung muß uns immerhin mit 46 verschiedenen Nährstoffen versorgen, die für eine gute Gesundheit erforderlich sind. Dies sind: Wasser, Glukose, Linolsäure, neun verschiedene Aminosäuren, 13 Vitamine und 21 Mineralien. Sie erzeugen Energie und Wärme, die für die Aufrechterhaltung des Lebens verantwortlich sind. Eine gesunde und ausgewogene Nahrung enthält eine Vielfalt dieser Bestandteile, die in körpereigene Substanzen umgewandelt werden müssen. Aufgabe des Verdauungssystems ist nun, die nötige Arbeit dafür durchzuführen. Kann sie ohne Störungen ablaufen, funktioniert alles reibungslos. Aber wehe, wenn etwas nicht nach dem vorgegebenen Schema geschieht. Dann können Beschwerden der verschiedensten Art auftreten.

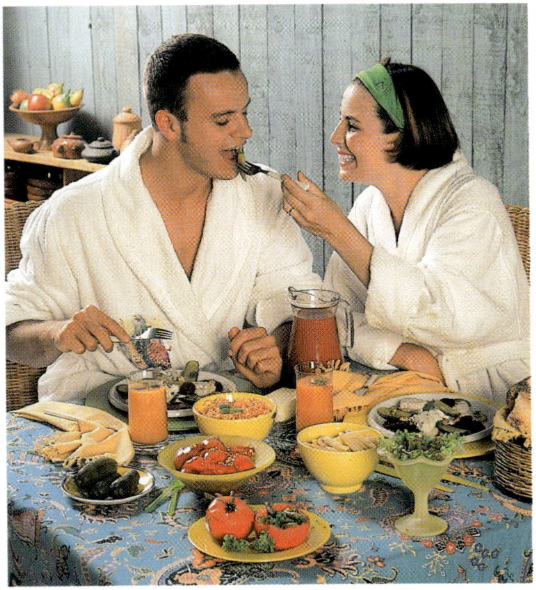

Gerade nach sportlicher Betätigung kommt es darauf, welche Nährstoffe wir unserem Körper zuführen. Wichtig ist auch immer, viel zu trinken, besonders nach körperlicher Anstrengung, um den Wasserverlust auszugleichen.

Fallbeispiele für Verdauungsstörungen

Jeder ist irgendwann in seinem Leben einmal davon betroffen – dabei können die Auslöser ganz unterschiedlich sein. Bei dem einen verschwinden Verdauungsstörungen nach kurzer Zeit von selbst wieder, der andere wird ohne medizinische Hilfe nicht auskommen.

Die folgenden Beispiele sollen Ihnen die typischen Störungen einer aus dem Lot geratenen Verdauung verdeutlichen.

Wenn Streß auf den Magen schlägt – Reizdarm

Christa K. ist Sekretärin und bis auf gelegentliche Unpäßlichkeiten allgemeiner Art bisher immer gesund und leistungsfähig gewesen. Auch ihr Stuhlgang ist regelmäßig und normal. Seit einiger Zeit fühlt sie sich in ihrem Beruf überfordert, muß öfter länger arbeiten, der Terminkalender läßt ihr keine Zeit zur Entspannung, ihr Chef überhäuft sie mit Arbeit, und auch in der Familie gibt es Konflikte und Probleme. Es stellen sich plötzlich ganz ungewohnte Beschwerden bei Frau K. ein. Völlegefühl, Druck in der Magengegend, Rumoren und Kollern im Bauch machen sich sehr unangenehm bemerkbar. Ein Trommelbauch ist ein Zeichen von vermehrten Luftansammlungen. Mit Hilfe von Früchtewürfeln gelingt der Stuhlgang. Nicht die gewohnte Wurstform, sondern harte Klumpen werden entleert. Manchmal bemerkt sie auch Schleimauflagerungen. An anderen Tagen ist der Stuhlgang recht flott. Sie schafft es kaum bis zur Toilette. Und dennoch hat sie das Gefühl, ihren Darm nicht vollständig entleert zu haben.

Wegen dieser doch sehr eigenartigen Beschwerden sucht sie ihren Hausarzt auf. Die Untersuchungsergebnisse zeigen, daß keine organische Krankheit vorliegt – kein Geschwür, keine Entzündung und auch keine Geschwulst. Die Diagnose: »Sensibler Darm«. Der Arzt erklärt ihr die Zusammenhänge

Hinweis

Der »sensible« oder »Reizdarm« wird auf soziale Belastungen, seelische Konflikte, Störungen der Persönlichkeit und Neigung zu depressiver Verstimmung zurückgeführt. So »gereizt« wie sein Darm ist der Kranke oft auch selbst.

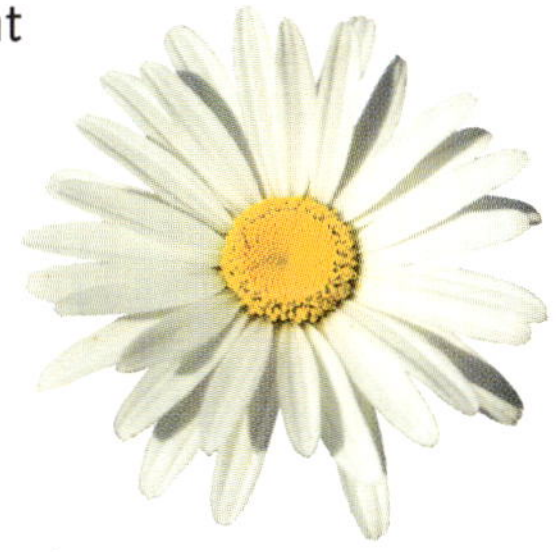

zwischen Darmfunktionen und psychischer Belastung. Nach den aufklärenden Worten ihres Arztes fiel es Frau K. nicht schwer, den Zusammenhang zwischen seelischer und körperlicher Störung bei ihr zu begreifen. Der Arzt gab ihr nützliche Ratschläge für das Meistern ihrer beruflichen Streßanforderungen. So stand das Lösen von Konflikten im Vordergrund: Zu erreichen ist es mit Hilfe einer gesunden Ernährung, mehr Bewegung und aktiver Freizeitgestaltung, dem positiven Erleben angenehm gestalteter Tagesabläufe und ausreichendem Schlaf. Diese doch recht einfachen, aber wirksamen Maßnahmen hatten die Beschwerden von Frau K. in den nächsten Wochen weitgehend abklingen lassen. Selbsthilfe durch Wissen um die Zusammenhänge zwischen Körper und Geist und die verständnisvolle und geduldige Beziehung zu ihrem Arzt waren für den guten und raschen Therapieerfolg sehr entscheidend.

Wenn gar nichts mehr geht – Verstopfung

Frau Thea R. sucht ihren Arzt auf und klagt wieder einmal über ihre Verdauung: »Herr Doktor, in den letzten Wochen klappt es nicht mehr so richtig mit meinem Stuhlgang. Ich bin verstopft. Wenn es in meinem Bauch rumort, bekomme ich das Gefühl, daß ich »kann«. Wenn ich dann auf der Toilette sitze, geht es einfach nicht. Ich muß heftig drücken, dann kommen ganz harte Klumpen. Es tut mir da hinten schon richtig weh. Sie wissen ja, ich habe doch Hämorrhoiden. Neulich haben sie sogar geblutet, worüber ich sehr erschrak. Mein Mann sagte, wenn es nur Spritzer auf dem Berg sind, kommt das von meinen Hämorrhoiden. Es trat auch nicht wieder auf. Nun hatte ich mir schon aus der Apotheke ein pflanzliches Abführmittel geholt. Es half ganz gut. Aber wenn ich es weglasse, ist mein Problem wieder da. Es muß endlich etwas passieren, ich will mich doch nicht mein Leben lang quälen. Aber Abführmittel will ich auch nicht immer nehmen. Wozu können Sie mir raten?«

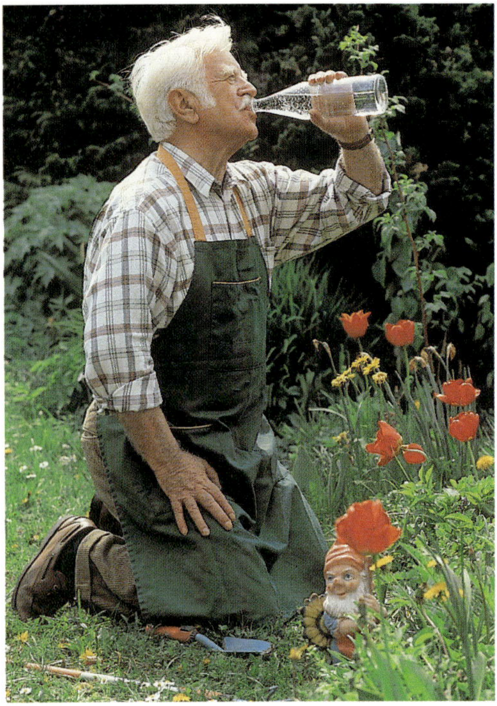

Gerade der ältere Mensch hat weniger Durst, er muß sich zum Trinken regelrecht zwingen. Jeder sollte jedoch darauf achten, mindestens 2-3 Liter täglich zu trinken.

Der Arzt beruhigte Frau R. erst einmal, was »normal« sei. »Normaler Stuhlgang ist von dreimal täglich bis einmal alle drei Tage. Aber verhärten darf sich der Stuhl nicht. Er muß eine gewisse Weichheit haben. Dafür muß man aber viel trinken. Sie sollten generell, gerade weil Sie schon über 70 sind, mehr trinken. Möglichst zwei bis drei Liter am Tag – vor allem Mineralwasser und Tee oder Frucht- und Gemüsesäfte.

Das alles kann Ihnen schon helfen. Obst, Gemüse und Vollkornbrot essen Sie ja reichlich. Sie sollten sich vielleicht auch mehr Zeit zum Essen nehmen, lange kauen und vor allem möglichst zu feststehenden Zeiten essen. Wenn Sie zudem immer zur gleichen Zeit zur Toilette gehen, erziehen Sie Ihren Darm zur Pünktlichkeit. Das dankt er Ihnen dann. Wie ist das denn mit Ihren Spaziergängen? Ihr Darm braucht vielleicht noch mehr Bewegung. Also gehen Sie spazieren, mindestens eine Stunde am Tag. Ich rate Ihnen auch zu Leinsamen. Das ist eine gute Unterstützung für den Darm. Stark wirkende Abführmittel sollten Sie auf gar keinen Fall verwenden. Damit wird es nicht besser, im Gegenteil, Ihr Darm würde sich nur daran gewöhnen.«

Frau R. befolgte diese Ratschläge, vor allem trank sie wesentlich mehr. Dies alles hatte zur Folge, daß sich ihr Problem nach sechs Wochen zu ihrer Zufriedenheit gelöst hatte.

Das Feuer im Magen – Sodbrennen

Herr Friedhelm F. sucht seinen Hausarzt auf, weil er in der letzten Zeit erheblich unter seinem Sodbrennen leidet. Früher hatte er öfter einmal für kürzere Zeit sauer aufgestoßen. Das war aber nur nach einer üppigen Mahlzeit mit dem reichlichen Genuß von Alkohol aufgetreten. Er verspürte ein unangenehmes, brennendes Gefühl hinter dem Brustbein, das vom Magen aufstieg. Oft trat es besonders intensiv nach dem Hinlegen auf, so daß er sich immer wieder aufrichten mußte. Da half ihm dann auch ein Stück trockenes Brot, das er lange kaute, oder ein Glas Mineralwasser oder ungesüßter Kamillentee. Nun kam es aber zu einem häufigen, ja sogar regelmäßigen Sodbrennen, das Herrn F. erheblich störte. Er machte sich Sorgen. Man hört ja soviel von richtigen Krankheiten, sogar bösartigen Verläufen, von Krebs. Deshalb führte ihn der Weg zu seinem Doktor, der ihm helfen sollte.

Sein Arzt befragte ihn gründlich, vor allem nach den näheren Umständen des Auftretens seines Sodbrennens. »Treten die Schmerzen zu bestimmten Zeiten oder Gelegenheiten auf? Sind sie im Liegen vorhanden? Sind sie vom Essen abhängig? Wie vertragen Sie Kaffee oder Bier? Nehmen Sie Medikamente? Rauchen Sie eigentlich noch? Sind Sie in Eile und Hetze? Essen Sie schnell und heiß? Ist vielleicht auch Ihr Hosengurt zu eng?« Diese und viele andere Fragen stellte ihm sein Arzt, danach folgte eine gründliche Untersuchung. Schon der bloße Druck mit der Hand auf die Magengegend war Herrn F. unangenehm. Die Untersuchung des übrigen Bauches war schmerzfrei. Unter dem Verdacht einer »Reflux-Oesophagitis«, d.h. einer Entzündung und Reizung der unteren Speiseröhre, überwies der Hausarzt Herrn F. zu einem Magen-Spezialisten. Dieser bestätigte durch Ultraschalluntersuchungen, Magenspiegelung und Röntgenaufnahmen ebenfalls die geäußerte Diagnose. Verantwortlich sei ein Zuviel an Magensäure, die in die Speiseröhre gelangt. Der Ringmuskel zwischen

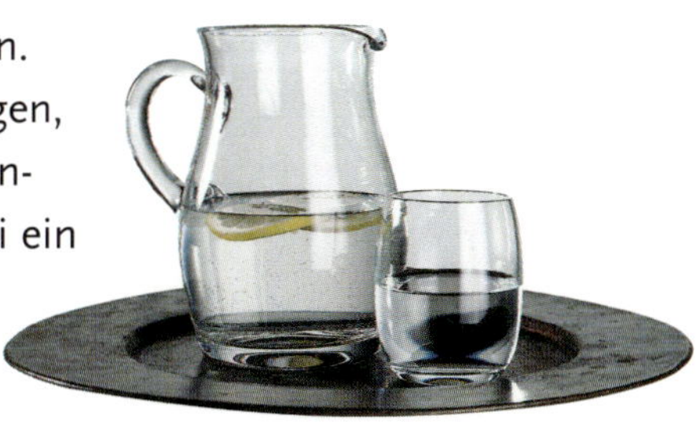

Speiseröhre und Magen verschließt sich nicht richtig. Das typische Brennen entsteht dadurch, daß ein Teil des Mageninhaltes mit der reizenden Magensäure in die Speiseröhre zurückfließt. Es kommt sogar zu einer chronischen Reizung der Schleimhaut der unteren Speiseröhre. Der Arzt riet Herrn F. zu folgendem Verhalten: »Schlafen Sie mit erhöhtem Oberkörper, möglichst auf der linken Seite. Vermeiden Sie Zigaretten, Kaffee, Alkohol, saure Obst- und Gemüsesäfte sowie scharfe Gewürze und Schokolade. Essen Sie möglichst früh am Abend, trinken Sie über den Tag verteilt reichlich Mineralwasser ohne Kohlensäure. Kauen Sie zwischendurch öfter zuckerfreien Kaugummi. Trinken Sie ein Glas Kartoffelsaft. Essen Sie ein paar Haselnüsse, Mandeln oder eine Scheibe trockenes Weißbrot – achten Sie aber darauf, immer alles gründlich zu kauen. Bei akuten Beschwerden nehmen Sie einen halben Löffel Natron – auch als ›Bullrich-Salz‹ bekannt –, und legen Sie sich eine Wärmflasche auf den Bauch.«

Mit diesen relativ einfachen »Hausmitteln« und der Unterstützung seiner Familie konnte Herr F. ohne weitere Medikamente seine Beschwerden deutlich verringern. Sie traten danach nur noch selten auf.

Aufbau und Funktion des Verdauungssystems

Das Verdauungssystem beginnt an den Lippen und endet am Schließmuskel des Afters. Jeder Bereich hat seine individuelle Beschaffenheit und Aufgabe. Wie bei einem Fließbandsystem werden die gegessenen oder getrunkenen Nahrungsmittel von einem Organ zum nächsten weiterbefördert, wozu ein ausgesprochen kompliziertes und aufeinander abgestimmtes System notwendig ist. Unser Körper ist so gebaut, daß einzelne Abschnitte vorhanden sind, die ihrerseits direkte Stationen für Verdauungsabläufe darstellen.

Wussten Sie eigentlich, …?

… daß jährlich etwa 400 bis 500 Kilogramm feste Nahrung und ebensoviel Flüssigkeit durch die größte Leibesöffnung des Menschen – den Mund – aufgenommen, bearbeitet und weiterbefördert werden?

Der Mund

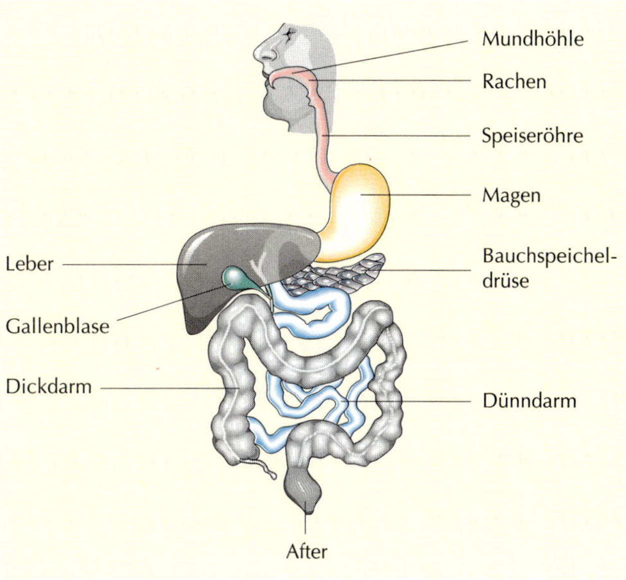

Die einzelnen Organe unseres Verdauungssystems benötigen relativ viel Platz im menschlichen Körper.

Der Mund dient als Einlaßpforte, durch die wir unser Essen und Trinken in die Mundhöhle befördern. Die Nahrung wird zunächst mechanisch durch die Zähne grob zerkleinert. Speichel durchsetzt die Bissen, macht sie schlüpfrig, bildet nach längerem Kauen einen Speisebrei, der durch die Zunge bewegt und durchmischt wird. Außerdem wird das Essen während des längeren und intensiven Kauens auf eine für die Verdauung günstige Temperatur gebracht.

Gut gekaut ist eben halb verdaut. Man sollte auf jedem Zahn einmal kräftig kauen, ehe man den Bissen herunterschluckt – also etwa 32mal. Schon im Mund treten die ersten Verdauungsreaktionen auf. Sechs Speicheldrüsen produzieren täglich bis zu zwei Liter Speichel: Ohr-, Unterkiefer- und Unterzungenspeicheldrüsen, die paarig angelegt sind. Mit Hilfe bestimmter Enzyme »zerlegt« der Speichel die Nahrung bereits im Mund. Die Verdauung von Kohlenhydraten wird eingeleitet.

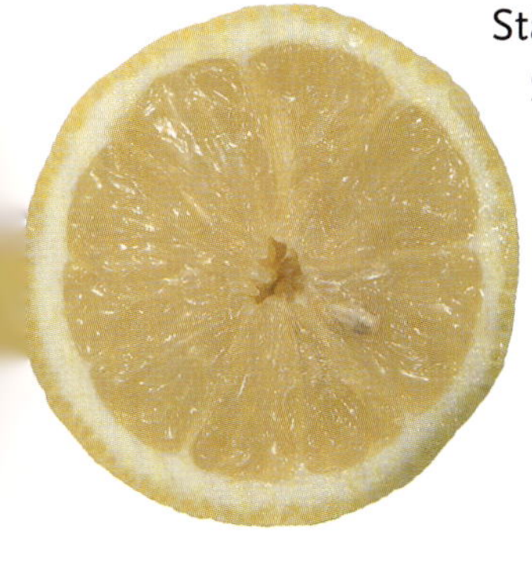

Stärke wird durch ein Verdauungsenzym, die Speichel-Amylase oder das Ptyalin, in die einfacheren Zucker Glukose und Maltose gespalten. Nach längerem Kauen schmeckt ein Brotbrei dadurch plötzlich süß. Der Speichelschleim haftet an den Speisen, durchfeuchtet sie und erleichtert somit das Herunterschlucken.

Speichel ist nicht nur für die Verdauung wichtig, er schützt auch die Mundschleimhaut, indem er überschüssige Säure neutralisiert. Darum läuft einem auch das Wasser im Munde zusammen, wenn man an Zitronen denkt oder sie nur anschaut. Aber er kann noch mehr: Krankheitserreger werden abgefangen, Mineralien des Speichels schützen die Zähne. Genügend Mundflüssigkeit ist Voraussetzung dafür, daß man schmecken und genießen kann, was man ißt. Nur verdünnt können die Geschmacksstoffe von den Geschmacksfühlern der Zunge erkannt werden.

Wussten Sie eigentlich, ...?

... daß das Sprechen ohne Speichel im Mund kaum möglich ist? Daher kennen wir auch den Ausspruch: »Da bleibt einem doch die Spucke weg!«

Schlucken

Damit der Speisebrei aus dem Mund in den Magen gelangt, muß man schlucken. Dazu schiebt die Zunge die Speise in den Schlund. Nun muß der Bissen heruntergeschluckt werden, weil der Schluckakt ein reiner Reflexvorgang ist.

Beim Schlucken wird der Nasenraum durch den weichen Gaumen abgeschlossen, der Kehldeckel klappt auf den Kehlkopf, der obere Ringmuskel der Speiseröhre öffnet sich und die Schlundmuskulatur transportiert die Speise nach unten. Durch wellenartige Muskelbewegungen gelangt der Bissen in den Magen. Das ist sogar gegen die Schwerkraft möglich, d. h., man kann auch schlucken, wenn man z. B. auf dem Kopf steht. Nun befindet sich der Bissen im Magen, der seiner Form nach ein Sack ist. Unser Magen kann zwei bis drei Liter flüssige und feste Nahrung aufnehmen. Im Leerzustand enthält er lediglich 20 bis 50 Milliliter Sekret, also nur etwa ein Schnapsglas voll. Dieser Muskelsack liegt im linken Oberbauch. Mit seinem oberen Ende kommt er dicht ans Herz heran, von dem er nur durch das Zwerchfell getrennt ist. Sein Eingang heißt Magenmund; den Ausgang zum Zwölffingerdarm bildet der sogenannte Pförtner, der sich nach Bedarf öffnen und wieder schließen kann.

Im Magen

Durch das Essen einer Mahlzeit und dem Trinken von Flüssigkeit füllt sich der Magen nach und nach. Er sammelt die Nahrung, knetet sie mit seiner Muskulatur zu Speisebrei, vermischt sie mit seinen Säften und sortiert sogar nach Nährstoffgruppen. Etwa dreimal in der Minute ziehen sich die Magenmuskeln zusammen. Es dauert durchschnittlich drei bis sechs Stunden, bis der relativ feste Speisebrei in eine halbflüssige Form übergegangen ist. Dann erst wird der Magen portionsweise entleert. Hormone, die der Schließmuskel am Magenausgang abgibt, steuern die Magenbewegungen und die Geschwindigkeit der Verdauung. Salzsäure, Pepsin, Schleim, das Hormon Gastrin und Glukoprotein bereiten die Nahrung für die eigentliche Hauptverdauung im Dünndarm vor. Die Salzsäure vernichtet die aufgenommenen Bakterien. Dadurch wird der Mageninhalt keimfrei. Sie unterstützt auch das eiweißspaltende Enzym Pepsin. Der Schleim sorgt für eine gute Gleitfähigkeit, verhindert aber auch eine Übersäuerung. Das Hormon Gastrin regelt die Produktion von Salzsäure. Das Glukoprotein sorgt für die Aufnahme von Vitamim B_{12}, das für die Blutkörperchenbildung und das Nervensystem wichtig ist. Der Magen kontrolliert auch selbst, wie schnell ihn die aufgenommene Nahrung durchwandert. Flüssigkeiten werden auf einer eigenen Bahn gleich bis zum Pförtner geleitet. Bei festen Speisen dauert es hingegen unterschiedlich lange, bis sie genügend aufgelöst sind. Große Brocken benötigen dafür viel mehr Zeit als sorgfältig gekaute. Darum gilt: Kauen Sie gut und lange! Nervlich gesteuerte Erregungszustände üben ebenfalls einen Einfluß aus: Sie können den Ablauf der Verdauungsvorgänge entweder verlangsamen oder aber beschleunigen.

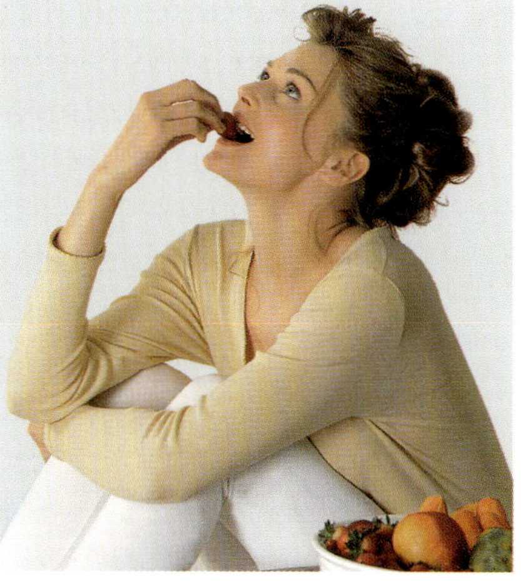

Zwischen 3 und 6 Stunden bleibt das, was wir essen, im Magen, bevor es weitertransportiert wird.

Alle Sekrete des Magens sind für die Verdauung von Nahrung vorgesehen. Daß der Magen sich selbst nicht verdaut, verdankt er einer Sperrschicht, welche die gesamte Magenwand überzieht: Schleim. Er ist leicht alkalisch und neutralisiert die ätzende Säure. Auch verdünnt er die Salzsäure. Hinzu kommt, daß sich die Magenschleimhaut alle drei Tage regeneriert, indem sie ihre Zellen abstößt – immerhin etwa eine halbe Million pro Minute! Somit sorgt der Magen ununterbrochen für einen Ersatz seiner Innenauskleidung.

Je nach Zusammensetzung der Nahrung bleibt sie ein bis mehrere Stunden im Magen liegen, bis sie für die Verdauung im nächsten Abschnitt, dem Dünndarm, aufbereitet ist. Leichtverdauliches wie magerer Fisch, gekochter Reis, weiche Eier oder Kartoffeln verläßt ihn schon nach ein bis zwei Stunden. Fettige Speisen bleiben dagegen viele Stunden im Magen. Sie liegen gewissermaßen auf »Wartestation« – das Fett wird nämlich erst im Dünndarm aufgespalten.

Der Weitertransport

Portionsweise und in kleinen Schüben wird der gut vorbereitete Nahrungsbrei dann vom Magen an den Dünndarm weitergegeben. Der Pförtner, ein ringförmiger Muskel, gibt den Weg frei. Er kontrolliert den Durchlaß und verhindert durch sein Schließen das Zurückfließen des Verdauungsbreis in den Magen. Nun wird die Aufbereitung der Speisen, die ja bereits im Mund begonnen hat, vollendet. Der Dünndarm ist der Ort der intensivsten Verdauungsfunktionen.

Seine Länge beträgt beim Erwachsenen etwa fünf bis sieben Meter. Er ist also drei- bis viermal so lang wie der ganze Körper. Damit der Dünndarm in der Bauchhöhle auch genügend Platz hat, ist er durch viele Windungen zusammengelegt. Im Inneren befinden sich unzählige Zotten – Ausstülpungen –, die eine Oberfläche bilden, die etwa dreimal so groß ist wie die Oberfläche des menschlichen Körpers.

Hinweis

Der Dünndarm läßt sich in drei Abschnitte unterteilen: Zwölffinger-, Leer- und Krummdarm. In ihnen werden täglich etwa zehn bis elf Liter Nahrungsbrei verarbeitet.

Der rund 25 Zentimeter lange Zwölffingerdarm erzeugt selbst noch weiteren Schleim. Er produziert aber auch Hormone, die die Abgabe von Verdauungssäften aus der Gallenblase und Bauchspeicheldrüse auslösen. Deren Ausführungsgänge münden in diesen Darmabschnitt. Die Gallenflüssigkeit, die die Leber kontinuierlich in die Gallenblase abgibt, wird durch hormonelle Einflüsse in den Zwölffingerdarm gepreßt, wenn Fett und Eiweiße dort vorhanden sind. Aus der Bauchspeicheldrüse treten Verdauungssäfte, die den Speisebrei neutralisieren und an der Aufspaltung von Eiweißen, Fetten und Kohlenhydraten beteiligt sind. Sobald die Nahrung in den Zwölffingerdarm gelangt, erhält die Bauchspeicheldrüse die Aufforderung, zur richtigen Zeit die genau erforderliche Menge an Sekreten in das Darmlumen – den Innenraum des Darmes – abzugeben. Dadurch läuft die Verdauung dann auch in den weiteren Dünndarmabschnitten optimal.

> **Wussten Sie eigentlich, ...?**
>
> ... daß bis zu zehn Stunden vergehen können, ehe alle Fettbestandteile vollständig verdaut sind? Ein Grund dafür, warum Sie sich nach einer fettreichen Mahlzeit längere Zeit voll und satt fühlen.

Wenn sich Nahrung im Darm befindet, ziehen sich seine Muskeln etwa sieben- bis zwölfmal in der Minute zusammen. Durch diese Bewegungen wird der Speisebrei hin- und hergedrückt, geknetet und umfangreich mit den Verdauungssäften vermischt. Außer diesen Mischbewegungen hat der Darm noch eine kontinuierliche Weiterbeförderung in Wellenform, die sogenannte Peristaltik. Sie ist allerdings schwach und weniger häufig, so daß die Nahrung lange genug an einer Stelle bleibt. Dadurch können die Nährstoffe gut aufgenommen werden (Resorption).

Kohlenhydrate passieren den Dünndarm meist in weniger als einer Stunde. Ihre Verdauung begann ja bereits im Mund und wird nun im Dünndarm abgeschlossen.

Fette bleiben, wie bereits erwähnt, einige Stunden im Magen-Darm-Trakt. Ihre Verdauung beginnt erst im Dünndarm, da die Gallenflüssigkeit und das Enzym Lipase der Bauchspeicheldrüse für die Aufspaltung von Fetten verantwortlich sind.

Eiweiße sind auch schwerer verdaulich. Sie werden zu einem Teil bereits im Magen verdaut. Im Dünndarm zerlegen die Enzyme der Bauchspeicheldrüse die vorverdauten Eiweiße in noch kleinere Bestandteile. In der aufgespaltenen Form können sie dann die Darmwand am besten passieren.

Aus den Wänden des Dünndarmes sickern recht gleichmäßig weitere Verdauungsenzyme, die die Nährstoffe ebenfalls so aufbereiten, daß sie gut durch die Darmwände hindurch in die weiterbefördernden Flüssigkeiten Lymphe und Blut gelangen. Unterstützt werden sie durch Bakterien, die den Abbau von Nahrungsmolekülen auf chemischem Wege begünstigen. Sie verhindern auch, daß schädliche Organismen aus dem Dickdarm in den Dünndarm gelangen. Aber auch ein mechanisches Hindernis für einen eventuellen Rücktransport aus dem Dickdarm ist vorhanden. Der Blinddarm, der erste Teil des Dickdarmes, hat eine Klappe, die sich nur in Richtung Dickdarm öffnet und dem Speisebrei den Weg frei macht. An ihm befindet sich ein etwa sieben bis acht Zentimeter langer Anhang, der Wurmfortsatz. Er hat beim Menschen keine Verdauungsfunktion, ist ein oft lästiges Anhängsel, das viele Sorgen bereiten kann.

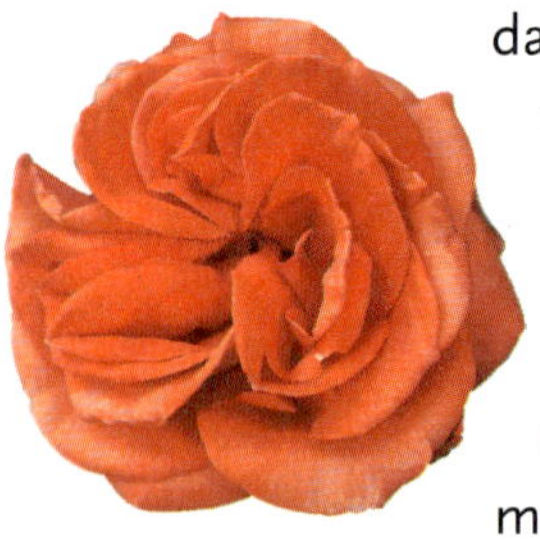

Bis heute ist man sich über den Sinn des Wurmfortsatzes nicht im klaren. Möglicherweise war er für unsere Urahnen von Bedeutung, da sie sich noch überwiegend pflanzlich ernährten. Bei einigen Tieren spielt er eine wichtige Rolle bei der Zelluloseverdauung, so daß er ein Relikt aus der Entwicklungsgeschichte des Menschen sein könnte. Offensichtlich übt er für den Körper eine Abwehrfunktion aus. In seinen Wänden findet man eine große Menge von sogenanntem lymphatischem Gewebe, ähnlich wie in den Rachenmandeln. Bei Entzündungen spricht der Volksmund von »Blinddarmentzündung«. Dann verursacht allerdings der Wurmfortsatz starke Schmerzen, die an ganz typischer Stelle, nämlich im rechten Unterbauch, auftreten. Wird solch eine »Blinddarmentzündung« diagnostiziert, muß der Wurmfortsatz meist operativ entfernt werden. Eine Vereiterung, die in die Bauchhöhle durchbricht, ist lebensgefährlich. Eine Blinddarmoperation ist verhältnismäßig einfach und risikolos. Es dürfen nur keine Komplikationen entstehen.

Nachdem im Dünndarm etwa 95 Prozent der Nahrung vom Körper aufgenommen sind, gelangt der Rest in den Dickdarm. Er hat innerlich einen Durchmesser von sechs bis sieben Zentimeter, was sein Name schon sagt. Seine Länge beträgt aber nur etwa 180 Zentimeter. Er umschließt wie ein nach unten offenes Hufeisen den Dünndarm und beginnt im rechten Unterbauch mit dem Blinddarm. An ihn schließen sich der aufsteigende, querverlaufende und absteigende Abschnitt an. Wie ein S gebogen endet der letzte Teil, der Mastdarm, am Schließmuskel des Darmausganges. Er ist nur noch etwa 20 Zentimeter lang. Bei seiner Füllung entsteht das deutliche Gefühl des Stuhldranges. Die erste Hälfte des Dickdarmes hat die Aufgabe, Flüssigkeiten aufzusaugen und somit den Darminhalt einzudicken. Durch eine starke Muskelschicht wird der Darm in viele einzelne Segmente unterteilt, die für den Transport der Nahrungsreste verantwortlich sind. Die Schleimhaut ist gefaltet und porös, hat ebenfalls eine große Oberfläche, um möglichst viel Flüssigkeit zu resorbieren.

Die zweite Hälfte dient als Vorratsbehälter für die Verdauungsreste, die, nun für den Körper wertlos geworden, ausgeschieden werden sollen. Der inzwischen zu einem halbfesten Stuhl gewordene Darminhalt wird mit Schleim, den der Dickdarm ausscheidet, durchsetzt. Der Darminhalt wird zusammengehalten, gleitfähig gemacht und durch die Muskelbewegungen weiterbefördert. Da die Darmbewegungen langsamer sind, verzögert sich auch die Passage des Inhaltes. Hat sich eine genügend große Menge an Stuhl im Mastdarm angesammelt, wird sie durch den Stuhlgangsreflex ausgeschieden. Wie oft das sein muß, ist sehr unterschiedlich. Es hängt von der Menge und

Hinweis

Es gibt keine feste Regel, wie oft ein gesunder Mensch seinen Darm entleeren sollte. Zwei- bis dreimal in der Woche bis zwei- bis dreimal täglich gelten als normal. Ballaststoffe erhöhen die Menge der Ausscheidungen.

Zusammensetzung ab. Ein sich normal ernährender Mensch nimmt täglich eine Speisemenge von neun bis elf Litern zu sich, eine beträchtliche Zahl. Aber nur etwa 300 bis 400 Milliliter, also nur etwa ein Drittel Liter, erreichen als Gesamtanteile den Mastdarm. Dazu gehören Nahrungsreste, Dickdarmbakterien, abgestorbene Zellen, Verdauungssäfte, Schleim und Wasser. Der ausgeschiedene Kot besteht zu drei Viertel aus Wasser, das im Dickdarm z. T. als Schleim hinzugesetzt wird, damit der Stuhl gleitfähig ist und gut abgesetzt werden kann.

Einflüsse der Ernährung – Der Mensch ist, was er ißt!

Dieser Ausspruch zeigt, wie stark die Ernährung auf ihn einwirkt, ihn gesund erhält oder krank macht. Essen und Trinken sind aber nicht nur lebensnotwendig. Sie erhalten Leib und Seele, steigern unsere Lebensfreude und unser Wohlbefinden. Das allerdings nur, wenn man es richtig macht. Und richtig macht man es, wenn man sich vollwertig ernährt, mit seiner Nahrung alle wichtigen Stoffe für normal ablaufende Lebensfunktionen aufnimmt und immer auf die Energiebilanz achtet. Durch richtiges und vernünftiges Ernährungsverhalten bleibt man gesünder, ist aktiver, leistungsfähiger und energiegeladen. Dann fühlt man sich auch rundherum einfach wohl.

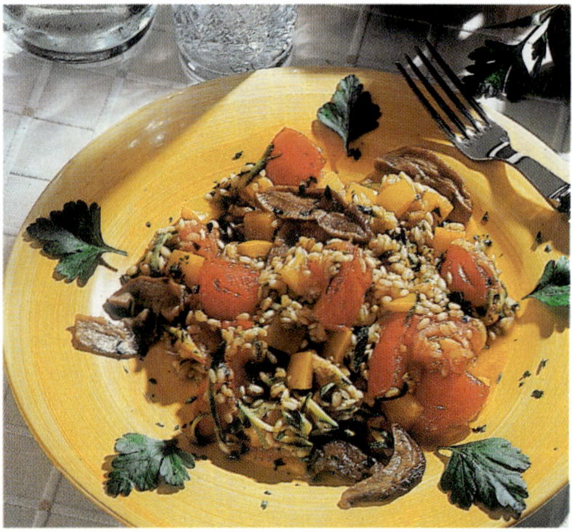

Mit einer vollwertigen Ernährung aus frischen Produkten liefern Sie Ihrem Körper alle wichtigen Stoffe, die er braucht.

Kein Mensch ernährt sich bewußt falsch. Unser Ernährungsverhalten haben wir im Laufe unseres Lebens gelernt: Dort gelernt, wo wir aufgewachsen sind; von denen gelernt, die es uns täglich beigebracht haben; mit dem gelernt, was wir zu unseren Mahlzeiten gegessen und getrunken haben. So wird man überall auf der Erde ein unterschiedliches Eßverhalten finden. Ob es gesund ist oder schädlich wirkt, stellen wir erst dann fest, wenn es zu Beschwerden oder sogar Krankheiten gekommen ist, die auf ein falsches Eßverhalten zurückgeführt werden.

Essen und Trinken müssen wir, um unseren Körper am Leben zu erhalten. Dazu ist sogar ein regelrechter Trieb vorhanden, der uns immer dazu verleitet, Nahrung aufzunehmen. Er wird durch das Hungergefühl gesteuert. Dieses Empfinden entsteht dann, wenn der Vorrat an Nährstoffen erschöpft ist und »nachgetankt« werden muß. Das Gehirn sendet Signale aus, die zu einer Aufnahme von Nahrung anregen. Bei genügendem Appetit wird sich der Hungrige einer entsprechenden Mahlzeit widmen, die in ihm dann ein Sättigungsgefühl auslöst – der Eßtrieb ist befriedigt.

Auch das Durstgefühl vermittelt uns das Gehirn. Durstauslösende Signale werden den Gehirnzentren aus dem Blut gemeldet. Wenn der Wassergehalt im Körper knapp wird, verringert sich das Blutvolumen. Die Konzentrationen von im Blut befindlichen Stoffen erhöhen sich. Sie sollen verdünnt werden. Somit werden Informationen zur Aufnahme von Flüssigkeiten weitergeleitet, die uns daran erinnern, daß wir trinken sollen. Ist die Wasserbilanz ausgeglichen, reguliert unser Körper wieder normal. Der Durst ist gelöscht.

HINWEIS

Um die Energieaufnahme steuern zu können, muß man den Nährwert seines Essens und Trinkens kennen, das heißt die Energie, die in einer bestimmten Nahrungsmenge enthalten ist. Sie wird in Kalorien bzw. als internationale Energiemaßeinheit in Joule gemessen. Eine Kilokalorie entspricht rund 4,2 Kilojoule.

Wie ernährt man sich aber richtig? Wie kann man seinem Körper das Richtige und Nützliche zuführen? Wie weiß ich, ob meine Nahrung ausreichend ist? Was brauche ich, und was muß ich unbedingt meiden? Solche und viele andere Fragen beschäftigen uns tagtäglich, unser Leben lang. Die richtigen Antworten darauf sind nicht leicht zu finden, denn jeder Mensch reagiert individuell verschieden. Man kann nur allgemeingültige Grundsätze beachten, muß sie aber stets auf seine eigenen Bedürfnisse abstimmen.

Die Energiebilanz sollte dabei stimmen. Das steht an erster Stelle. Ißt jemand mehr Kalorien, als er verbraucht, nimmt er zu. Ißt er weniger, nimmt er ab. Das ist eine einfache »Milchmädchenrechnung«.

Da unterschiedliche Nahrungsmittel auch unterschiedlich große Energiemengen liefern, muß man zusammenrechnen, wieviel Energie mit der Nahrung aufgenommen wird. Dazu dienen Nahrungsmitteltabellen, die fein übersichtlich alle wichtigen Werte enthalten. Es reicht aber nicht aus, nur alle Kalorien eines Tages zusammenzuzählen. Jeder sollte in etwa auch wissen, wieviel Kalorien er überhaupt in 24 Stunden verbraucht. Und das ist am schwersten, denn jeder Tag verlangt andere Energiemengen – je nach Tätigkeit. Der beste Tip dazu ist: Stellen Sie sich jeden Tag auf die Waage, und beobachten Sie kritisch die Anzeige. Verschiebt sich der Zeiger zur schwereren Seite, so wissen Sie, daß Sie zu viel essen. Ihre Energiebilanz stimmt nicht. Sie nehmen einfach zu viel auf, oder Ihr persönlicher Energieverbrauch ist zu gering. Also müssen Sie etwas ändern und weniger Energie zuführen. Kalorienverminderung bedeutet: das Eßverhalten umstellen! Es ist nämlich sehr mühsam, zusätzlich aufgenommene Energie zu verbrauchen. Wir müßten etwa 15 Minuten zügig schwimmen, um ein kleines Bier »abzuarbeiten«. Eine Praline hat immerhin 60 Kilokalorien. Um sie im Stoffwechsel zu verbrennen, muß man zehn Minuten in schnellem Gehtempo spazierengehen. Also sollten Sie versuchen, gar nicht erst soviel zu essen und zu trinken. Das ist aber auch nicht so einfach. Machen einem doch Appetit, Hungergefühl, das reizvolle Angebot, die verführerische Zubereitung und letzten Endes die eigene Inkonsequenz einen Strich durch die Rechnung. Es ist immer schwierig, ein gewöhntes Eßverhalten umzustellen. Aber nur eine konsequente Umstellung der täglichen

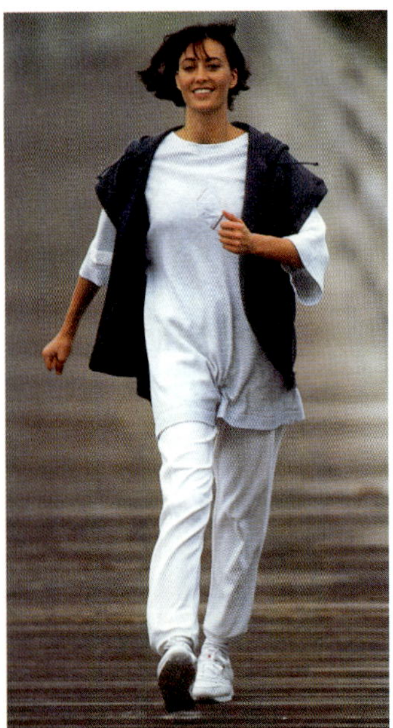

10 Minuten schnelles Gehen für 1 Praline!

Ernährung führt zu dem gewünschten Erfolg. Nur so können Sie Ihrem eigenen Trott entkommen. Jeder, der etwas verändern möchte, sollte sich nicht dazu zwingen, sich unbedingt etwas abgewöhnen zu wollen. Das kostet nur zu viele Nerven, Energie und Aufwand und führt letztendlich zum Mißerfolg. Sich etwas Neues angewöhnen – das ist positive Motivation. Es führt durch die Freude am Verändern leichter zum Erfolg.

Halten Sie sich immer vor Augen: »Essen ist gesund!« Nur gar nichts zu essen ist wirklich ungesund. Ohne die Zuführung von Nahrung mit all ihren wichtigen Bestandteilen baut der Körper ab, und alle Lebensfunktionen brechen irgendwann zusammen. Da kein einzelnes Nahrungsmittel vollwertig ist, müssen sie immer miteinander kombiniert verzehrt werden, um den Körper optimal zu versorgen. Auf die Menge kommt es dabei wegen der Kalorien an, denn unsere Nahrung wird auch dadurch ungesund, daß wir zu viel essen. Eine gute Kombination der einzelnen Wirkstoffe ist unerläßliche Voraussetzung für eine ausgewogene, gesunde und damit »richtige« Ernährung.

Richtig essen bedeutet im Einzelnen

- Keine Einseitigkeit durch große Mengen von nur wenigen Nahrungsmitteln.
- Viele verschiedene Nahrungsmittel zu den Mahlzeiten anbieten, auch ein vernünftiger Wechsel im Wochenverlauf je nach Appetit und Möglichkeiten.
- Nur so viel essen, daß man nicht mehr Kalorien zuführt, als der Körper an Energie auch wieder verbraucht.
- Keine Vernachlässigung der Tafelfreuden, Eßzeremonie und Harmonie im Kreise der Speisenden.
- Genießen Sie einfach das Essen, denn es gehört zu den herausragenden Lebensfreuden!

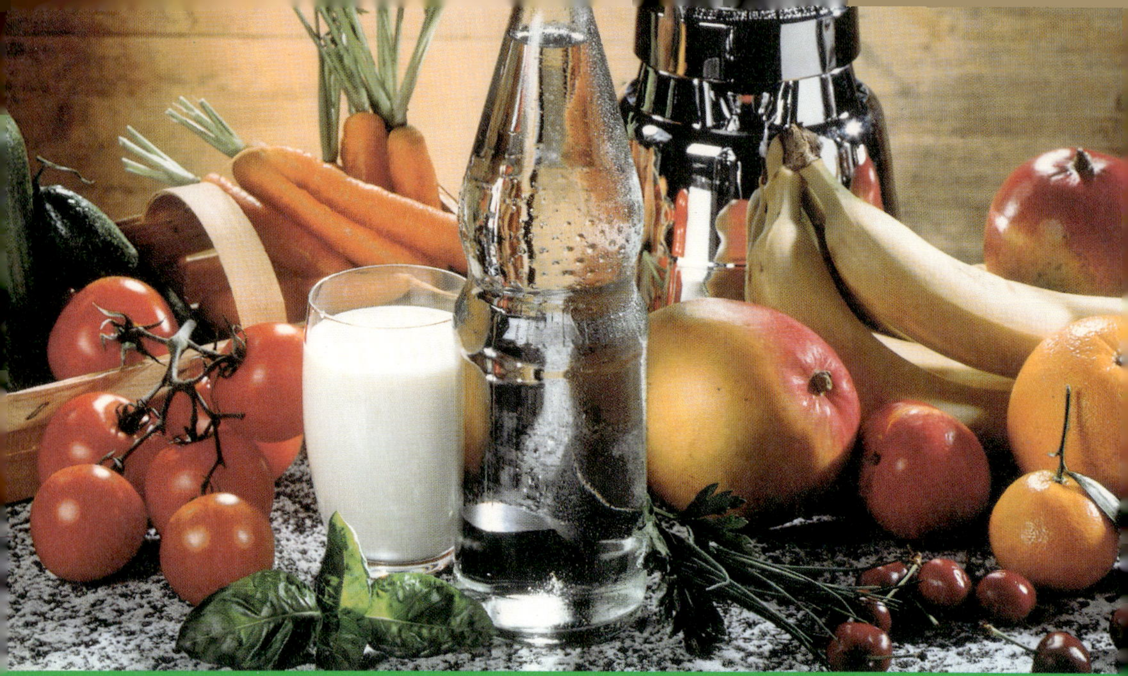

Unsere Esskultur –

Von Gewohnheiten und Vorurteilen

»Der Geist ist willig – aber das Fleisch ist schwach«. Immer wieder nimmt man sich vor, auf eine gesunde Ernährung zu achten. Jedoch führen Alltagsstreß, ein Bärenhunger und Appetit, richtig »eingefleischte« Gewohnheiten wie auch der »innere Schweinehund« immer wieder dazu, daß der so Geplagte sich vornimmt, seine Eßgewohnheiten mindestens zu überdenken. Sie aber rigoros zu verändern – das steht oft auf einem anderen Blatt. Das ist ja mit einem so hohen Aufwand verbunden! Verzicht soll dann auch noch sein? Dazu sind die meisten von uns schon gar nicht bereit, und so bleibt meist alles beim alten.

Der Tagesablauf prägt unsere Eßgewohnheiten

Bei uns sind meist drei große Mahlzeiten pro Tag üblich. Der gut gemeinte Rat: »Iß morgens wie ein König, mittags wie ein Edelmann und abends wie ein Bettelmann« sagt dabei etwas über die jeweiligen Mengen aus. Die aufgenommenen Kalorien werden im Verlauf des Tages verbraucht. Wenn wir aktiv sind, muß der Körper uns Energie in Form dieser Kalorien zur Verfügung stellen; dabei hängt der Verbrauch von der jeweiligen Tätigkeit ab, die wir gerade ausüben. Am Abend benötigt man in der Regel nur noch wenig Energie, da häufig »Niedrig-Energie-Aktivitäten« wie Fernsehen, Fernsehschlaf, Sitzen, Entspannen oder ein Besuch des Stammtischs im Mittelpunkt stehen.

Der Tagesablauf mit den Verpflichtungen in Beruf, Gesellschaft und Familie bestimmt maßgeblich unser Eßverhalten. Das fängt bereits am Morgen an. Die meisten Menschen werden früh nur mit Mühe wach. Danach muß alles schnell und in Eile geschehen. Vielen bleibt dann kaum noch Zeit für ein richtiges Frühstück. Mit dem Butterbrot in der Hand oder – schlimmer – ganz ohne Frühstück verläßt so mancher das Haus. Am Arbeitsplatz soll dann eine Tasse starker Kaffee, die so nebenher getrunken wird, munter machen. Damit ist erst einmal das Durstgefühl gelöscht. Das Mittagessen wird in der knapp bemessenen Zeit meist in einer Kantine oder auch nur am Kiosk regelrecht hinuntergeschlungen. Hierbei achtet man kaum auf das, was man ißt. Selbst appetitliche Happen werden ignoriert, weil die Zeit drängt und einem der nächste Termin schon wieder im Nacken sitzt. In der nachmittäglichen Durchhängephase macht dann Kaffee wieder munter. Leistungsdruck, Termine und Hektik bestimmen unsere Zeit bis zum Feierabend. Zu Hause warten dann schon die Tasse Kaffee und das Stück Kuchen. Jetzt erst kommt man etwas zur Besinnung und verbringt eine angenehme Kaffeestunde. Sie findet aber oft später statt als ein traditioneller Fünf-Uhr-Tee. Dadurch verschiebt sich natürlich auch die Abendbrotzeit immer weiter nach hinten. Und es soll ja auch noch ein tolles Abendbrot geben. Denn erst jetzt hat man so richtig Zeit zum Essen. Die Konsequenz: Mit vollem Bauch und oft schon übermüdet geht man schließlich ins Bett – kein Wunder, daß viele dann keinen Schlaf finden.

Verdauungsprobleme – wirklich so verwunderlich?

So wie gerade beschrieben sieht leider bei vielen Menschen der »normale« Tagesablauf aus, die Eßgewohnheiten lassen wirklich sehr zu wünschen übrig. Um so erstaunlicher ist es dann, daß wir uns, obwohl wir vielleicht über Jahre hinweg unsere Ernährung so stiefkindlich behandelt haben, fragen, woher denn die plötzlichen Beschwerden kommen. »Wie konnte es nur so weit kommen, daß ich jetzt solche massiven Probleme habe?«

Nun erst forschen viele Betroffene nach den Ursachen und kommen schließlich – oft nur mit Hilfe ihres Arztes – darauf: »Mein Eßverhalten ist schuld daran!« Aber je weiter die Beschwerden oder gar die Erkrankung bereits fortgeschritten sind, desto schwerer wird es für den Betroffenen, sich und seine Angewohnheiten zu ändern. Deshalb sollten Sie es gar nicht erst so weit kommen lassen. Überlegen Sie, was Sie an Ihren Eßgewohnheiten noch verbessern könnten.

Hinweis

Bauchschmerzen, Stuhlgangsprobleme, Verdauungsstörungen, Magenschleimhautentzündung, Geschwüre und nicht zuletzt Übergewicht mit den daraus resultierenden Herz-Kreislauf-Erkrankungen und Gelenkapparat-Komplikationen sind die eindeutigen Folgen einer unausgewogenen Ernährung und eines Lebens in Streß und Hektik.

Richtig essen – ›Was‹ und ›Wie‹ sind entscheidend

Sie sehen, es kommt also darauf an, wieviel, was und nicht zuletzt auch wie wir essen. Es geht um richtiges Eßverhalten, das aber auch Spaß machen und Genuß bringen soll. Bei vielen von uns haben sich – oft unmerklich – im Laufe der Jahre falsche Trink- und Eßgewohnheiten eingeschlichen: Wir essen zu schnell, naschen und knabbern nebenbei, essen im Stehen, hochkalorisch, zu fett und unregelmäßig. Viele andere Unsitten führen zusätzlich zu einem falschen Ernährungsverhalten – der Kreis schließt sich.

FÜHREN SIE BUCH ÜBER IHRE ESSGEWOHNHEITEN!

- Notieren Sie sich einmal über den Zeitraum einer Woche Ihre täglichen Essgewohnheiten.
- Ihre Notizen sollten folgende Informationen enthalten:
  - Was habe ich gegessen? (z. B. Salat, 1 Portion mit Fleisch mit Nudeln, ...)
  - Wann habe ich gegessen? (z. B. Frühstück, Zwischenmahlzeit, vor dem Fernseher...)
  - Wo habe ich gegessen? (z. B. in der Kantine, im Restaurant, zu Hause an einem schön gedeckten Tisch...)
  - Wie habe ich gegessen? (z. B. schnell und hektisch, gemütlich und genußvoll, aus Langeweile...)
  - Wie lange habe ich gegessen? (z. B. zwischen zwei Terminen, über eine Stunde zusammen mit meinem Partner oder Freunden...)
  - Wie viele Kalorien habe ich den Tag über zu mir genommen? (Summe aller über den Tag verteilten Speisen)
- Führen Sie für jedes Familienmitglied Protokoll, auch dort werden Sie erstaunliche Unterschiede feststellen.

TIP

Solch ein Protokoll kann auch bei dem nächsten Arztbesuch wertvolle Hinweise für eine mögliche Ursache Ihrer Beschwerden liefern.

Um erst einmal einen Überblick über Ihre Ernährungsgewohnheiten zu bekommen, sollten Sie ein tägliches Protokoll darüber führen, was Sie eigentlich so den ganzen Tag über zu sich nehmen. Bei kritischer Betrachtung wird dann oft so manches sichtbar, das Ihnen im Alltag bisher vielleicht gar nicht aufgefallen ist. Rechnen Sie dann auch noch alle aufgenommenen Kalorien zusammen, so werden Sie erstaunt sein, denn auch das »Einfach-mal-so-zwischendurch« fällt natürlich ins Gewicht, und das oft nicht zu knapp! Notieren Sie auch, weshalb Sie gegessen haben, z. B. Mahlzeit, Hunger, Langeweile, Gäste, Gewohnheit, Fernsehen. Auch sollten Sie überdenken, wieviel Zeit Sie sich für Ihre Mahlzeiten nehmen. Ganz schrecklich ist die Relation zwischen Kochen und Essen. Die Zubereitung dauert oft mehr als eine Stunde – doch bereits nach wenigen Minuten ist der Teller leer. Nehmen Sie sich einfach mehr Zeit zum Essen. Langes Kauen und langsames Essen sind für Körper und Seele wohltuend. Auch dem Koch wird damit gezeigt, daß es gut schmeckt und sich seine Mühe gelohnt hat.

Zur Eßkultur gehört auch eine gepflegte Atmosphäre: ein nett anzuschauender Tisch, gedeckt mit Geschmack und Stil, eine Kerze, Servietten und hübsches Geschirr. Ist alles zubereitet, dann sollten Sie sich ausreichend Zeit nehmen, die Speisen in Ruhe zu verzehren. Dann genießt man das Essen, und das ist so angenehm an dieser Zeremonie. Eine nette Unterhaltung im Kreise der Familie oder von Gästen berei-

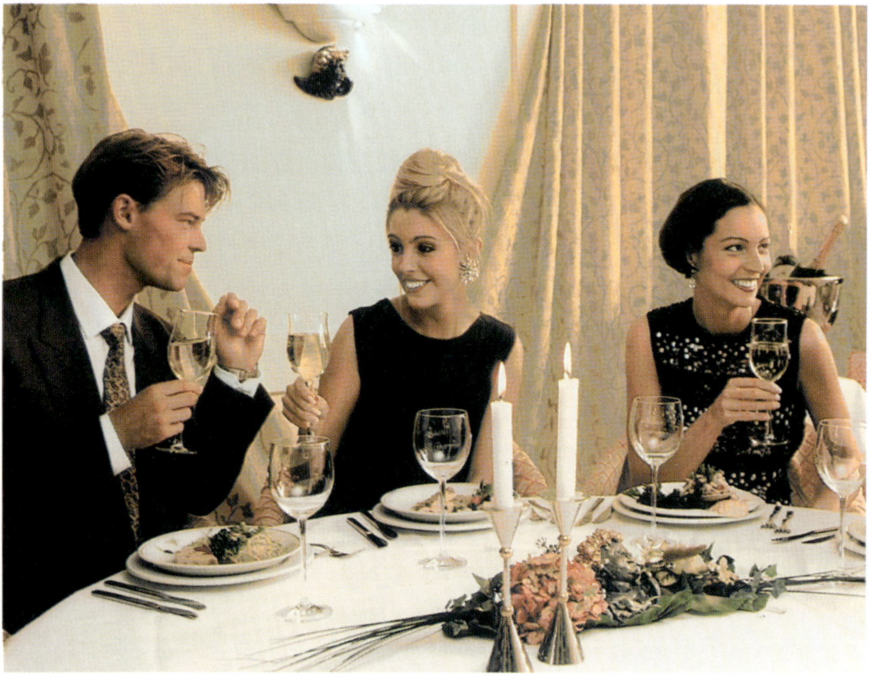

Genießen Sie mit allen Sinnen – bei einem stilvollen Essen im Kreise von Freunden, dazu ein festlich gedeckter Tisch, Kerzenschein und vor allem viel Zeit für Gespräche.

chert den Ablauf einer Mahlzeit. Das gemeinsame Gespräch ist auch immer ein Zeichen dafür, daß man genügend Zeit für die Mahlzeit hat. Sind solche guten Bedingungen gegeben, so stellt sich der ganze Prozeß der Verdauung darauf ein.
Alle Funktionen laufen optimal ab, denn alle Organe haben genügend Zeit, sich auf die Anforderungen der Verdauung von so vielen und verschiedenen Nährstoffen einzustellen.

Die Vielfalt ist ausschlaggebend – Nahrungsbestandteile

Zu einer guten Eßkultur gehört nicht zuletzt auch die Zusammensetzung der Nahrung. In allen Teilen der Erde ist sie unterschiedlich und richtet sich nach vielen Komponenten: Angebot, Zubereitung, Tradition, Geschmacksrichtung, Ernährungsverhalten, Aufklärung und wissenschaftliche Erkenntnisse.

In unserer Region wird die Vollwertkost propagiert. Sie soll alles enthalten, was der Mensch sich durch eine ausgewogene Ernährung zuführen soll. Wir kennen heute 52 chemische Stoffe bzw. Verbindungen, die der Körper zum Leben benötigt. Sie werden dem Körper über die Speisen, die aus den Grundnahrungsmitteln zusammengesetzt sind, zur Verfügung gestellt. Alle Nährstoffe werden in fünf Gruppen unterteilt: Eiweiß, Fette, Kohlenhydrate, Vitamine und Mineralstoffe.

➤ Eiweiß

Das Eiweiß in der Nahrung liefert alle Bausteine, die benötigt werden, um Organe und Gewebe aufzubauen oder zu erneuern. Alle Körperorgane unterliegen einem regelmäßigen Ab- und Aufbau, sie verschleißen in ihren Lebensprozessen, deshalb müssen sie ständig erneuert werden. Das bedeutet für unsere Ernährung eine regelmäßige Eiweißzufuhr. Sie beträgt bei einem 70 Kilogramm schweren Menschen etwa 56 Gramm am Tag. Der Eiweißverzehr setzt sich aus tierischen und pflanzlichen

Lebensmitteln zusammen, die etwa je zur Hälfte in der Nahrung vorhanden sein sollten. Tierisches Eiweiß ist für den Menschen hochwertiger als pflanzliches. Eine gute Kombination von beiden kann eine gute biologische Wertigkeit aufweisen. Das bedeutet optimalen Einsatz von notwendigen Eiweißen.

Fett

Fett ist für unseren Organismus lebensnotwendig. Es ist der größte und wichtigste Energiespeicher und Energielieferant für die Muskeltätigkeit. Sichtbar sind die Speicher an markanten Körperstellen. Sie charakterisieren die Körperformen, den Typ und oft auch das äußere Erscheinungsbild – wenn zuviel davon vorhanden ist, leider im negativen Sinne. Andererseits werden mit diesem Fett die Organe zum Schutz vor Erschütterungen eingehüllt. Fettschichten unter der Haut schützen den Menschen vor Stößen und gegen Kälte. Fett enthält von allen Nährstoffen die meiste Energie, immerhin 9,3 Kilokalorien bzw. 38,9 Kilojoule pro Gramm. Die Energie von einem Gramm Fett wird durch einen einminütigen Lauf verbraucht. Nach einem Verzehr von 10 Gramm Fett müßten Sie also 10 Minuten laufen, um die aufgenommene Energie wieder zu verbrauchen. Da sich viele Menschen in der heutigen Zeit nur wenig bewegen, müssen sie mit der Fettzufuhr schon etwas haushalten. Alle Nahrungsfette enthalten eine Mischung aus gesättigten, einfach ungesättigten und mehrfach ungesättigten Fettsäuren. Die gesättigten Fettsäuren dienen dem Aufbau wichtiger Zellstrukturen, der Energiespeicherung und -gewinnung. Zwei Sorten von ungesättigten Fettsäuren kann der Körper nicht produzieren. Es sind Linolsäure- und Linolensäure-Fette. Sie müssen der Nahrung zugeführt werden. Beide sind in einer heute üblichen Mischkost ausreichend enthalten. Das meiste Fett essen wir als sogenannte »versteckte Fette«, die man nicht sieht. So vor allem

> **Hinweis**
>
> Es wird heute vielfach noch angenommen, daß gesättigte Fettsäuren »ungesund«, ungesättigte dagegen »gesund« seien. Das ist inzwischen wissenschaftlich überholt, denn der Mensch benötigt beide. Ein gesunder menschlicher Organismus stellt selbst in großen Mengen gesättigte Fettsäuren her.

in Süßwaren und Gebäck, fetter Wurst und fettem Käse. »Sichtbares Fett« nehmen wir als Streich- und Kochfett auf. Pro Tag sollte ein Erwachsener insgesamt etwa 60 bis 70 Gramm Fett zu sich nehmen. Sie sollten aber darauf achten, daß diese Menge höchstens zur Hälfte aus sichtbaren Fetten wie Butter, Margarine oder Öl besteht. Das reicht völlig aus. Leider essen wir oft das Doppelte. Die Folgen sind dann schnell abzusehen.

Kohlenhydrate

Kohlenhydrate werden während der Verdauung zu Traubenzucker abgebaut. Diesen Zucker benötigen wir in seiner einfachsten Form, um ihn an allen Stellen des Körpers sinnvoll zu verwerten. Traubenzucker ist die einzige Energiequelle für das Gehirn und alle Nervenzellen sowie für die roten Blutkörperchen.

Auch die Muskelarbeit wird zu einem großen Teil durch Zucker gedeckt. Deshalb muß immer eine Mindestmenge Zucker im Körper vorhanden sein, damit alle Funktionen reibungslos ablaufen. Wir benötigen mindestens 120 bis 140 Gramm am Tage. Bei körperlicher oder vor allem bei sportlicher Aktivität muß es mehr sein. Werden über längere Zeit zuwenig Kohlenhydrate gegessen, so verringern sich die Vorräte in der Muskulatur, in der Leber und im Blut. Der Körper hilft sich dann, indem Muskeleiweiß schnell in Traubenzucker umgebaut wird. Das heißt aber, die Muskelmasse vermindert sich, der Mensch wird entkräftet. Werden mehr Kohlenhydrate gegessen, als der Körper aufnehmen kann, wandelt er die übermäßigen Mengen in Fett um. Also führt eine zu große Menge Zucker zu Übergewicht. Als ideal kann gelten, wenn etwa 45 Prozent der Kalorien aus vielen verschiedenen Kohlenhydraten stammen. Ein 70 Kilogramm schwerer Mensch sollte etwa 350 Gramm davon zu sich nehmen.

HINWEIS

Brot und Backwaren, vor allem Vollkornbrot, weisen mit etwa 50 Prozent den höchsten Kohlenhydratgehalt auf. (Teigwaren, Kartoffeln, Reis und Bananen haben etwa 20 Prozent und die meisten Früchte um 10 Prozent Kohlenhydratanteile.) Sie sind also unsere wichtigsten Kohlenhydratlieferanten. »Vollkornbrot macht Wangen rot!« – dieses alte Sprichwort kannten schon unsere Großmütter.

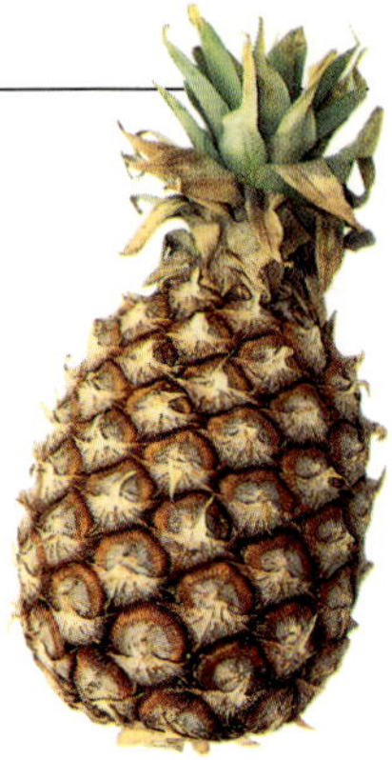

Vitamine

Vitamine kann unser Körper nicht selbst herstellen. Sie müssen unbedingt mit der Nahrung aufgenommen werden, denn sie sind lebensnotwendig. Da der Organismus Vitamine nur sehr begrenzt speichern kann, müssen sie regelmäßig zugeführt werden, wobei kein Vitamin fehlen darf.

In allen Grundnahrungsmitteln sind Vitamine in ausreichenden Mengen vorhanden. Die fettlöslichen Vitamine A, D, E und K kommen in den Nahrungsmitteln mit relativ hohem Fettgehalt wie Butter, Öl, Käse, Sahne und anderen Milchprodukten, Getreidekeimen, Nüssen sowie Fleisch- und Fischfett in hoher Menge vor. Die wasserlöslichen Vitamine C, alle B-Vitamine, Folsäure, Niacin, Panthotensäure und Biotin sind vor allem in fettarmen Nahrungsmitteln vorhanden. In Obst, Gemüse, Getreidemehl-Produkten und fettarmem Fleisch haben sie einen großen Anteil. Die Vitaminversorgung ist im allgemeinen ausreichend, wenn die tägliche Kost mehr als 1800 bis 2000 Kilokalorien enthält. Wer auf längere Zeit weniger zu sich nimmt, wie es z. B. bei

Wie Sie die wertvollen Vitamine bei der Zubereitung schützen

- Bei längerem und zu starkem Kochen werden Vitamine fast völlig vernichtet.
- Schonende Garmethoden wie Dünsten, Dämpfen oder Schmoren sind besonders vitaminschonend.
- Noch besser ist Rohkost. Verzehren Sie möglichst zweimal täglich frisches Obst und Gemüse.
- Das schonendste Konservieren ist das Tiefkühlen. Die Lagerung bei null bis vier Grad bei gleichzeitiger hoher Luftfeuchtigkeit ist vitaminerhaltend.
- Am besten ist es, vitaminreiche Nahrungsmittel nicht lange zu lagern und so frisch wie möglich zu verzehren.
- Obst und Gemüse unzerkleinert gründlich waschen, aber nicht wässern.

Menschen, die eine Diät machen, oder bei älteren Menschen vorkommt, hat ein erhöhtes Risiko, einen Vitaminmangel zu erleiden. Davor schützen sinnvoll dosierte Vitaminpräparate oder zusätzliches Obst und Gemüse.

➤ Mineralstoffe

Mineralstoffe sind notwendig für den Aufbau des Körpers und für die Steuerung biochemischer Reaktionen. Sie wirken als Katalysatoren, die im Stoffwechsel viele Abläufe ankurbeln und regeln. Da die meisten von ihnen ebenfalls lebensnotwendig, aber im Körper nicht ausreichend vorhanden sind, müssen sie mit der Nahrung zugeführt werden. Das erfolgt über pflanzliche und tierische Lebensmittel.

Die Mineralien kommen als anorganische Stoffe in der Umwelt vor, werden durch die Pflanzen aufgenommen und gelangen mit dem Essen direkt in den Körper von Tier und Mensch.

Werden Mineralstoffe in größerer Menge benötigt, so bezeichnet man sie als Mengenelemente. Ihr täglicher Bedarf liegt bei über 100 Milligramm. Reicht eine kleinere Menge, weniger als 100 Milligramm, so spricht man von Spurenelementen. Wieviel man benötigt und wieviel durch die Verdauungsvorgänge überhaupt aufgenommen wird, ist von Mensch zu Mensch sehr verschieden. Auch werden von Tag zu Tag unterschiedliche Mengen benötigt. In Deutschland gelten Kalzium, Magnesium, Eisen, Zink und Jod als kritische Mineralstoffe, da sie einfach zuwenig gegessen werden. Menschen, deren Energiezufuhr dauerhaft niedrig ist – wie bei einer Diät, bei älteren Menschen oder während einer Krankheit – haben oft einen Mangel an Mineralstoffen. Und auch beim Sport oder starker körperlicher Anstrengung steigt der Energiebedarf und damit der Bedarf an Mineralien. Den Ausgleich liefern in solchen Fällen Brausetabletten mit Mineralstoffen aus der Apotheke. Auf solche »künstlichen« Vitamin- und Mineralstoffpräparate sollten Sie aber wirklich nur im Bedarfsfall zurückgreifen. Normalerweise nehmen wir über die tägliche Nahrung genügend dieser Biostoffe zu uns.

Ballaststoffe

Als Ballaststoffe werden Nahrungsbestandteile bezeichnet, die nicht verdaulich sind. Sie werden so, wie sie gegessen wurden, wieder ausgeschieden. Einen Nährwert besitzen sie nicht. Sie sind aber auch kein unnützer Ballast, denn ihre Aufgabe ist die Aufnahme von Wasser. Dadurch quellen sie auf und bilden ein größeres Volumen des Speisebreis. Das ist nötig, um die Verdauungsarbeit des Darmes anzuregen und zu unterstützen. Je mehr Wasser in ihm gebunden ist, um so größer sind die Reize auf die Darmmuskulatur. Eine gute Verdauung wird damit garantiert. Vollkornprodukte, Gemüse und frisches Obst sind die wichtigsten Lieferanten von Ballaststoffen. Ißt man zuwenig davon, so können sich schnell Störungen der Verdauung einstellen. Wer bereits seine Nahrung auf größere Mengen von Ballaststoffen umgestellt hat, muß auch unbedingt mehr trinken. Bei zu geringer Trinkmenge kann eine hohe Ballaststoffzufuhr sogar zu Verstopfung führen. Es fehlt dann der Effekt der Quellung. Den höchsten Gehalt an Ballaststoffen hat Weizenkleie – immerhin 50 Prozent. Aber auch andere pflanzliche Lebensmittel wie Hülsenfrüchte, Getreide, Kohl, Schwarzwurzeln, Brombeeren, Erdbeeren oder Birnen haben einen hohen Ballaststoffanteil. Sie sollten daher auf Ihrem täglichen Speiseplan nicht fehlen.

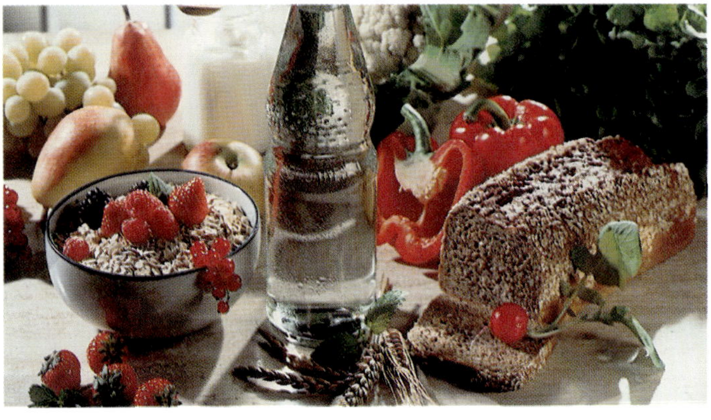

Ballaststoffe haben keinen Nährwert, sind aber für unsere Verdauung unerläßlich und sollten daher täglich auf dem Speisenplan stehen.

Wie viele Mahlzeiten braucht der Mensch?

Die Aufnahme von Nahrung ist tagtäglich nötig. Sie ist durch die einzelnen Mahlzeiten in unserem Tagesverlauf geregelt. Deren Anzahl und der Zeitpunkt, wann sie eingenommen werden, sind regional, national und auch individuell sehr unterschiedlich. Viele überlieferte Gewohnheiten und persönliche Situationen, Möglichkeiten und rituelle Abläufe bestimmen den Rhythmus der notwendigen Mahlzeiten. Der menschliche Körper stellt seine gesamten Lebensfunktionen auf eine geregelte Nahrungsaufnahme ein. Nicht nur die Verdauung läuft optimal ab, sondern auch psychische Regulationen. Unregelmäßigkeiten im Essen und Trinken bringen dagegen viele Funktionen durcheinander. Jeder Mensch reagiert darauf allerdings ganz individuell. Während der eine ein völliges Durcheinander gut verkraftet, kann der andere psychischen und auch physischen Schaden nehmen. Gereiztheit, Unruhe, Schlafstörungen, Herz- und Bauchbeschwerden, Störungen des Stuhlganges und Wasserlassens, aber auch Mißbehagen und Beeinträchtigungen des Allgemeinbefindens sind auf einen falschen Rhythmus der Essenszeiten zurückzuführen. Regelmäßige Esser können darüber hinaus ihre Speisemengen besser abschätzen und kennen ihren persönlichen Rhythmus ganz genau.

Allgemein ist es üblich, das erste Frühstück morgens vor dem Beginn von Tätigkeiten, das zweite Frühstück im Laufe des Vormittages, das Mittagessen zwischen 12 und 13 Uhr und das Abendessen möglichst gegen 18 Uhr einzunehmen. Eine Zwischenmahlzeit am Nachmittag (Vesper) entspricht vielerorts traditionellen Gewohnheiten.

> **Hinweis**
>
> In der Regel werden in unseren Breiten drei bis fünf Mahlzeiten im Laufe eines Tages eingenommen. Allgemein gilt: mehrere kleine Mahlzeiten über den Tag verteilt sind günstiger als wenige mit großen Portionen. Öfter essen darf aber nicht heißen: mehr essen!

Zum ersten und zweiten Frühstück sollte bereits ein Drittel der gesamten Energiemenge für den Tag gegessen werden. Setzen Sie sich dafür in Ruhe an den Tisch und essen Sie nicht nebenbei im Stehen und Gehen. Es ist eine Unsitte, sich kauend mit dem Brötchen in der

Hand auf den Weg zu machen. Hinuntergeschlungene Speisen beeinträchtigen unsere Verdauung und Gesundheit wesentlich stärker als eine Viertelstunde weniger Schlaf.

Das Mittagessen ist oft die einzige warme Mahlzeit des Tages. Auf sie sollten Sie möglichst nicht verzichten. Sie stillt das Hungergefühl, das sich im Laufe des Vormittages eingestellt hat. Ein vollwertiges Mittagessen sollte aus frischen Produkten bestehen, das garantiert Ihnen die Aufnahme aller notwendigen Nährstoffe. Man kann heute durch die vielfältigste Art der Zubereitung wirklich allen Geschmäckern gerecht werden. Findet das Mittagsmahl auch noch in einer angenehmen Atmosphäre statt, so dient es in besonderem Maße unserem Wohlbefinden und der Verdauung. Alle dafür notwendigen Funktionen können sich optimal auf ihre Arbeit einstellen. Ruhe und seelische Gelöstheit, eine behagliche Umgebung und wohlriechende Düfte fördern den Wohlgeschmack der Speisen, die Bekömmlichkeit und schließlich eine gute Verdauung. Ist es Ihnen nicht möglich, die warme Mahlzeit zur Mittagszeit einzunehmen, so können Sie sie auch einmal in die frühen Abendstunden verlegen. Das hat auch seine Vorteile. Dann ist nämlich genügend Zeit zum Genießen vorhanden; ein harmonisch verlaufendes Gespräch glättet die Wogen des Alltags und führt somit zu einem angenehmen Ausklingen des Tages.

Das Abendessen ist meist eine Brotmahlzeit. Es sollte nur 25 Prozent des täglichen Energiebedarfes beinhalten. Verschiedene Brotsorten, Butter oder Margarine als Streichfett und Wurst- und Käseprodukte dominieren. Gemüse- und Rohkostsalate erhöhen den Genuß. Da das Abendbrot an den Wochentagen oft die einzige Mahlzeit im Kreise der Familie ist, besteht die Neigung, in der gemütlichen Tischrunde mehr zu essen, als wünschenswert oder nützlich ist. Das führt dann leicht zu Übergewicht, zumal meist noch die gewohnte Flasche Bier getrunken wird. Wird die Abendmahlzeit erst spät eingenommen, ist der Kalorienverbrauch bis zum Schlafengehen sehr gering. Angehäufte Energie wird dann als Fett abgelagert, was Sie unbedingt vermeiden sollten.

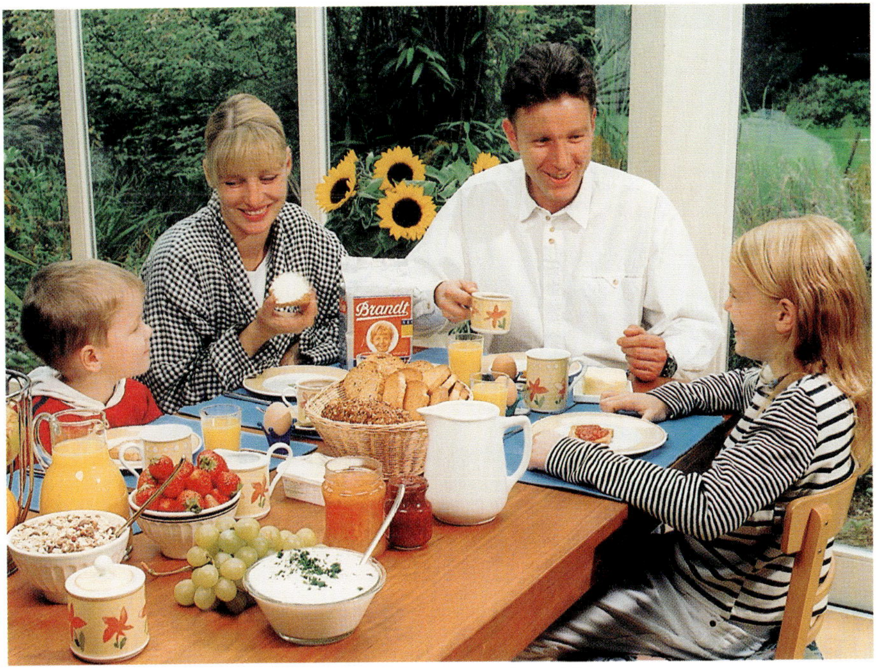

Nehmen Sie sich mindestens einmal am Tag Zeit für eine gemeinsame Mahlzeit mit der Familie. Streitereien und Fernsehen sind hier aber tabu!

Da die Familie am Abend meist gemeinsam am Tisch sitzt, wird die Zeit auch zu Gesprächen genutzt. Hierbei können Probleme besprochen und Fragen der Kinder beantwortet werden. Geschieht das in einem harmonischen Klima, so dient es auch einer geregelten Verdauung. Übrigens: Streit, heftige Diskussionen, Strafpredigten und Vorwürfe hindern alle Verdauungsvorgänge. Auch Fernsehen während der Mahlzeit gehört nicht an den Familien-Abendbrot-Tisch!

Eine Vesper am Nachmittag kann größer oder kleiner ausfallen oder auch völlig entfallen. Meist ist es eine Kaffee- oder Teestunde. Es werden Kekse, Kuchen oder auch deftige Wurstbrote gereicht. Solche Zwischenmahlzeiten kann man je nach Geschmack und Gewohnheit abwechslungsreich und gesund gestalten.

Immer noch weit verbreitet — Vorurteile

Wie Sie gesehen haben, kann man bei seiner Ernährung eine ganze Menge falsch machen. Bei den meisten von uns ist sicherlich der Wille dazu vorhanden, sich ausgewogen zu ernähren, denn wer möchte sich nicht vital und gesund fühlen? Doch wissenschaftliche Ergebnisse, ärztliche Aussagen, Streit um neue Erkenntnisse, Besserwisserei, aber auch traditionell weitergegebene und fast vererbte Lebensweisen beeinflussen die Einstellung zu unserer Ernährung oft wesentlich und verunsichern uns. Vieles davon verändert sich jedoch im Laufe der Zeit. Bestimmte Tatsachen entsprechen dann nicht mehr den modernen Erkenntnissen. Sie sind aber immer noch als Vorurteile in den Köpfen der Menschen vorhanden. Nur Aufklärung hilft, damit endlich Schluß zu machen. Das Essen soll Ihnen schließlich Genuß bereiten und darf nicht zu einem Martyrium werden.

1. Jeder sollte seine Diät einhalten

Heute möchte sich jeder gesund ernähren, um nicht durch eine »falsche« Kost krank zu werden. Häufig landet man dann bei irgendeiner Diät, die nicht immer von Fachleuten ausgearbeitet wurde. Auch viele Laien versuchen, ihre Ernährungsempfehlungen gewinnbringend anzupreisen. Und in Ihrem Bekanntenkreis wird es sicherlich auch jemanden geben, der Ihnen seine ganz spezielle Diät ans Herz legt. Es ist verständlich, daß Sie bei dieser Flut von Diät-Tips nur verunsichert werden. Und: Ist eine Diät überhaupt für jeden sinnvoll?

Eine »Diät« ist lediglich dazu da, eingetretene Krankheiten oder Störungen der Gesundheit zu lindern oder zu heilen. So muß der Zuckerkranke seine Diabetiker-Diät, der Bluthochdruck-Patient seine Hypertonie-Diät, der Leberkranke seine Leber-Diät einhalten. Ein Gesunder wird durch eine Diät nicht gesünder. Er kann nicht vorbeugen, da er ja nicht weiß, ob und an welcher Krankheit er einmal leiden wird. Für den gesunden Menschen gilt deshalb: Halten Sie eine maßvolle und ausgewogene Mischkost ein, ernähren Sie sich vielseitig und kalorienbewußt.

2. Ernährungsumstellung senkt Cholesterinwerte

Erhöhte Cholesterinwerte kann man mit einer speziellen »Diät« kaum senken. Ein Rückgang von bereits zwei bis drei Prozent ist nur durch rigorose Maßnahmen zu erreichen. Dafür muß der Fettkonsum reduziert, der Anteil überwiegend gesättigter Fettsäuren gesenkt und der ungesättigter Fettsäuren erhöht werden. Es ist sehr wichtig, die Cholesterin-Aufnahme auf 300 Milligramm zu beschränken, also auf ein Ei am Tag.

Solche »Diät«-Maßnahmen bedeuten für viele Menschen eine erhebliche Verunsicherung und Verminderung ihrer Lebensqualität. Ein ausreichender Erfolg ist aber nicht garantiert. Es ist ja nur eine Senkung von wenigen Prozent – eigentlich viel zuwenig.

Will man diätetisch etwas erreichen, kann man eine sehr spezielle Kost zusammenstellen, in der viele Nahrungsmittel nicht erlaubt sind. Der Nachteil: Solche Speisen schmecken nicht gut und werden nach einiger Zeit meist wieder abgesetzt. Man senkt vielleicht das »schlechte« LDL-Cholesterin, muß aber in Kauf nehmen, daß das »gute« HDL-Cholesterin ebenfalls abnimmt. Das möchte man aus ärztlicher Sicht aber nicht. Immer empfohlen werden kann, das ideale Körpergewicht einzuhalten und sich ausreichend zu bewegen, auf seinen Blutdruck zu achten und möglichst krankmachenden Streß zu meiden. Drei Grundpfeiler einer gesunden Ernährung müssen immer beachtet werden: Vielfalt, Ausgewogenheit und Mäßigkeit.

3. Eier sind ungesund

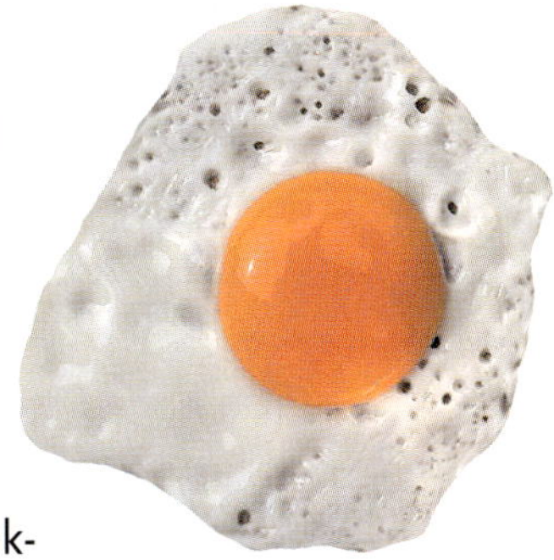

Eiweiß hat die höchste biologische Wertigkeit. Im Ei sind viele Vitamine und Mineralstoffe enthalten. Der Energiewert ist niedrig, der Nährwert ist hoch. Nur wegen seines Cholesteringehaltes im Eigelb wird das Ei »verteufelt« und als »ungesund« bezeichnet. Durch den Verzehr von einem Ei kommt es bei den meisten Menschen jedoch gar nicht zu einer ungünstigen, ja krankhaften Erhöhung der Konzentration von Cholesterin im Blut. Für fast alle Menschen gilt, daß einige Eier pro Woche gänzlich unbedenklich sind. Viele Menschen vertragen sogar bis zu drei Eier am Tag, wenn sie ansonsten eine ausgewogene Mischkost zu sich nehmen. Ihre Cholesterinwerte erhöhen sich nicht, denn die körpereigene Produktion dieser lebenswichtigen Substanz wird in der Leber entsprechend gedrosselt.

4. Tierisches Fett ist ein Risikofaktor

In großen Studien konnte kein direkter Zusammenhang zwischen dem Verzehr von tierischem Fett – das bedeutet von vielen gesättigten Fettsäuren – und der Häufigkeit von ernsten Herz-Kreislauf-Erkrankungen gefunden werden. Aus diesem Grund wird der Konsum tierischer Fette nicht zu den etablierten Risikofaktoren gezählt. Das »böse« LDL-Cholesterin wird durch diese Fette nicht gesteigert. Eine gleichzeitige Erhöhung des »guten« HDL-Cholesterins kompensiert die Wirkung. Das sichtbare Fett im Fleisch kann man abschneiden. Das unsichtbare Fett kann man so hinnehmen, wie es in den Lebensmitteln vorkommt. Allerdings gilt auch hier: alles in Maßen genießen.

5. Fleischlos essen ist gesund

Vegetarier schwören auf ihre fleischlose Ernährungsform. Bisher ist wissenschaftlich nicht bewiesen, daß allein der Fleischverzicht einen gesundheitsfördernden Effekt ausübt. Sich ausschließlich mit Pflanzenkost ernährende Menschen haben meist eine allgemein gesündere Lebensweise. Sie erkranken weniger und werden gesünder alt. Die Mormonen haben eine noch höhere Lebenserwartung. Sie leben genauso gesundheitsbewußt wie die klassischen Vegetarier – essen aber regelmäßig Fleisch. Damit kann man davon ausgehen, daß eine abwechslungsreiche Mischkost mit normalen Anteilen von Fleisch einer vollwertigen Ernährung entspricht.

6. Salz verursacht Bluthochdruck

Es stimmt nicht, daß eine salzreiche Kost bei gesunden Menschen Bluthochdruck entstehen läßt. Sie können so viel Salz essen, wie sie es nach ihrem Geschmack als angenehm empfinden, also zusätzlich auch auf Ei, Tomate oder Gurke. Salz verfeinert den Geschmack. Unter unseren Lebensbedingungen ist für den Erwachsenen eine Kochsalz-Zufuhr von fünf bis sechs Gramm pro Tag ausreichend. Die Verwendung jodierten Speisesalzes ist sogar für den Stoffwechsel förderlich. Die Verminderung des bei uns gewöhnten Salzgehaltes von durchschnittlich 15 Gramm pro Tag ist für Hochdruck-Kranke allerdings wichtig. Etwa jeder dritte Patient mit erhöhten Blutdruckwerten, der aus genetischen Gründen zur Hypertonie neigt, kann mit einer salzarmen Diät die blutdrucksenkende Therapie etwas unterstützen. Eine extrem kochsalzarme Kost ist sogar gesundheitsschädlich und daher aus medizinischer Sicht nicht zu empfehlen.

7. Alkohol ist ungesund

Stimmt! Aber nur in hohen Dosen. Ein deutlicher Schwips und eine Volltrunkenheit – und das öfter oder regelmäßig – schaden dem Körper erheblich. Alkohol ist ein typisches Nervengift. Er hat akute Wirkungen auf das zentrale Nervensystem. Dauerhafter Alkoholmißbrauch verursacht nicht wieder gutzumachende Schäden, die Leberzirrhose ist wohl der bekannteste.

Als auf lange Sicht unbedenklich gelten 60 Gramm Alkohol pro Tag, für Frauen noch etwas weniger. Diese Menge ist enthalten in 1,5 Liter Bier, 0,6 Liter Wein, 0,5 Liter Sekt, 0,2 Liter Likör oder 0,15 Liter Schnaps. Wie so oft, hängt es von der richtigen Dosis ab, ob sich erwünschte oder unerwünschte Wirkungen einstellen.

Hinweis

Positive Wirkung von Wein und Traubensaft:

- Vorbeugung gegen Herzinfarkt
- Erhöhung des HDL-Cholesterins
- Senkung des LDL-Cholesterins
- Verminderung der Blutgerinnung
- Verbesserung der Fließeigenschaften des Blutes

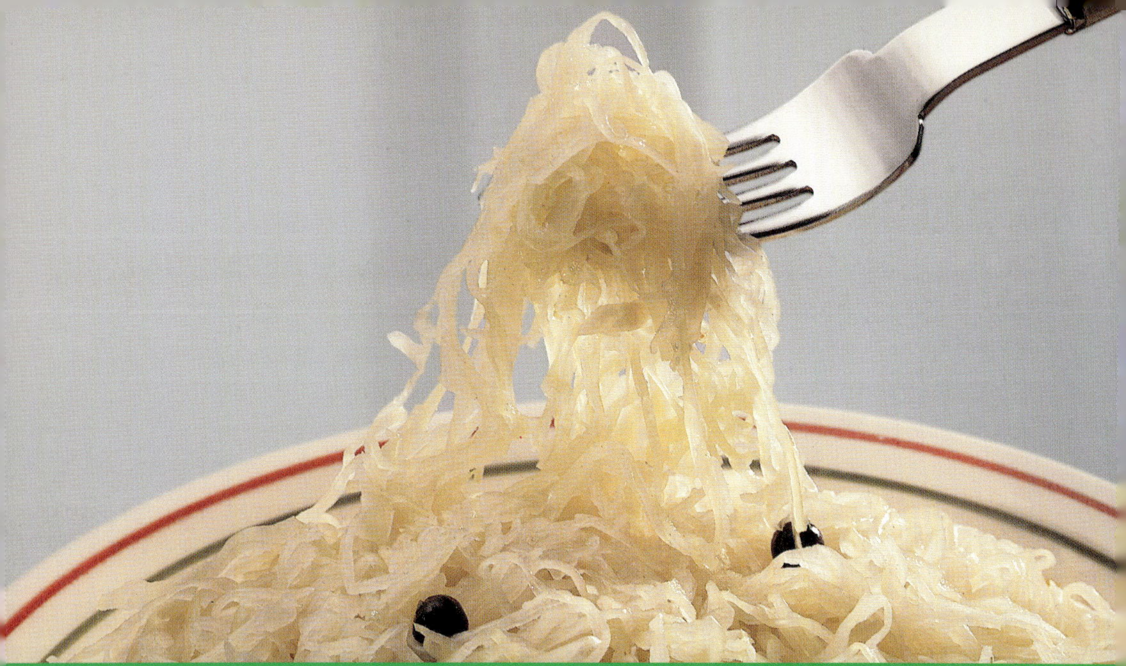

Gestörte Verdauung

Von Mundtrockenheit bis zu massiven Magenbeschwerden

Wie Sie gesehen haben, lassen unsere Eßgewohnheiten oft leider sehr zu wünschen übrig. Da ist es nicht weiter verwunderlich, wenn unsere Lebensumstände uns buchstäblich »auf den Magen schlagen«. Kommen Streß, mangelnde Bewegung oder private Sorgen dazu, ist es oft nur noch eine Frage der Zeit, bis wir die ersten Beschwerden spüren. Die Palette reicht von »einfacher« Mundtrockenheit bis hin zu massiven Magenbeschwerden oder gar Eßstörungen. Im folgenden stellen wir Ihnen die häufigsten Beschwerden einer gestörten Verdauung vor.

Mundtrockenheit

Die Mundhöhle vermittelt uns viele Genüsse. Das Anfeuchten der Speisen ist Voraussetzung dafür, daß wir überhaupt schmecken und genießen können. Die in der Nahrung enthaltenen Geschmacksstoffe werden nämlich nur in verdünntem Zustand von den Geschmacksfühlern der Zunge aufgenommen und erkannt. Allein der Gedanke an ein wohlschmeckendes Essen läßt uns das Wasser im Munde zusammenlaufen. Und so entsteht ein richtiges Feuchtbiotop mit einer großen Anzahl von chemischen Stoffen, Pilzen, Bakterien und Viren.

> **WUSSTEN SIE EIGENTLICH, ...?**
>
> ... daß 100 Millionen Keime in einem Milliliter Speichel vorhanden sind? Unsere Drüsen produzieren bis zu zwei Liter Speichel täglich, wobei die Speichelabsonderung vom vegetativen Nervensystem gesteuert wird.

Die Speichelabsonderung hängt auch von der Beschaffenheit der Nahrung ab. Schleimstoffe, Mineralsalze, Abwehrstoffe und Enzyme sind für eine gut funktionierende Verdauung notwendig. Aber viele Einflüsse können diese normalerweise unbewußt ablaufende Funktion der Speichelbildung beeinflussen. Mangelnde Speichelbildung wird zur Qual, Mundtrockenheit kann einem sehr zu schaffen machen.

Ein trockener Mund kann viele Ursachen haben: Vermehrte Mundatmung, starkes Rauchen, Streß und Hektik, Medikamenten-Nebenwirkungen, geringe Trinkmengen, schlechtes Kauen. Auch Krankheiten wie Diabetes mellitus, Schilddrüsenüberfunktion oder Magenoperationen kommen als auslösende Faktoren in Frage. Außerdem führen länger andauernde Durchfälle zu erheblichem Flüssigkeitsverlust, wodurch sich wiederum die Speichelproduktion vermindert. Viele Medikamente reduzieren die Sekretion; es sind immerhin 100 Präparate bekannt, die eine Mundtrockenheit hervorrufen. Besondere Aufmerksamkeit ist auf solche Medikamente zu richten, die den Blutdruck senken, zur Behandlung von Nervenstörungen gedacht sind oder den Wirkstoff Atropin enthalten. Aber auch Asthmamittel, Stoffe zur Unterdrückung der

> **WUSSTEN SIE EIGENTLICH, ...?**
>
> ... daß der Speichel bereits eine halbe Stunde nach dem Essen den Zahnschmelz mit Kalzium, Fluoriden und Phosphaten neu gestärkt und gehärtet hat?

Wie vermeiden Sie Mundtrockenheit?
➤ Suchen Sie die Ursache und beseitigen Sie sie ganz bewußt.
➤ Regen Sie Ihren Speichelfluß durch kräftiges Kauen an. Kaugummi-Kauen unterstützt hierbei sehr intensiv.
➤ Sind Sie schon etwas älter, dann trinken Sie mehr, vor allem Tees und Mineralwasser. Eine tockene und borkige Zunge ist ein ernstes Zeichen, daß dem Körper Flüssigkeit fehlt.
➤ Schwitzen Sie verstärkt, dann müssen Sie auch mehr trinken.
➤ Müssen Sie viel sprechen und bleibt Ihnen dabei die Spucke weg, müssen Sie mehr trinken.
➤ Klebt Ihnen bei Aufregungen und in Erwartungssituationen die Zunge am Gaumen fest, fehlt es ebenfalls an zusätzlicher Flüssigkeit.
➤ Führen Sie eine morgendliche Schleimhautpflege durch: Bürsten Sie Zähne **und** Zunge, gurgeln Sie mit klarem Wasser oder Zusätzen, räuspern Sie ab und spucken Sie das Sekret aus, ziehen Sie Wasser in die Nase und schneuzen Sie kräftig aus, machen Sie Gesichtsgüsse mit kaltem Wasser.

Magensäure und Medikamente gegen Allergien verursachen oft einen trockenen Mund.

Eine langandauernde Trockenheit im Mund verändert die Bakterienzusammensetzung der Mundhöhle, wodurch wiederum Infektionen entstehen können. Da Speichel für die Zähne die stärkste Reparatur- und Reinigungskraft ist, muß stets genügend Flüssigkeit im Mund sein.

Mundgeruch

Peinlich, peinlich: Mundgeruch macht einsam, ist »Liebestöter Nr. 1« und wirkt immer abstoßend. Jeder fünfte Deutsche hat Mundgeruch. Viele leiden jedoch gar nicht darunter – dafür ihre Mitmenschen aber um so mehr. Sie wahren einen gewissen »Sicherheitsabstand« und wenden sich beim Gespräch oft ab. Mundgeruch ist ein peinliches Übel! Er behindert die zwischenmenschlichen Beziehungen und isoliert den Betroffenen. Die schlecht empfundenen Gerüche wirken auf die Mitmenschen abstoßend – ganz egal, wie sympathisch einem der Gegenüber im übrigen auch ist. Da es stets zu Kontaktschwierigkeiten kommt, tut eine sofortige Abhilfe not. Meist wirft man dem »Übel-Riechenden« mangelnde Mundhygiene vor. Es kann durchaus morgens vor dem Zähneputzen ein unangenehmer Geschmack und typischer Geruch vorhanden sein, was meist durch eine verringerte Speichelproduktion in der Nacht ausgelöst ist. Die Mundhöhle ist ausgetrocknet, Nahrungsreste vom Abend zersetzen sich, Sekrete und Zellreste sammeln sich an. Die Morgentoilette mit Abräuspern, Ausspeien, Gurgeln, Zähne- und Zungebürstungen sorgt hier aber ganz schnell für einen guten Atem.

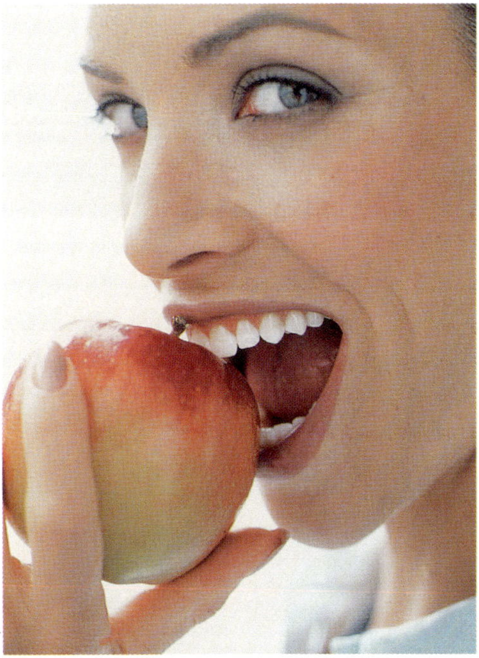

Gründliche Mundhygiene garantiert frischen Atem. Daher gilt: nach jedem Essen – auch nach Zwischenmahlzeiten – Zähneputzen nicht vergessen.

Im Tagesverlauf kann dann aber auch ungenügende Mundhygiene dieses lästige Übel auslösen. Speisereste setzen sich zwischen den Zähnen fest; schlecht gepflegte und kariöse Zähne sind mit Belägen behaftet. All dies riecht nach einer gewissen Zeit fürchterlich. Auch unter Zahnprothesen und Kronen setzen sich in Unebenheiten und Schleimhautnischen Nahrungsreste und Sekrete fest. Hier helfen das Sanieren des Gebisses und häufiges Putzen – nach jedem Essen. Mit Zahnseide kommt man am besten in die Zahnlücken. Quellen können aber auch Rachenmandeln und Nasen-Nebenhöhlen sein, die durch eiterbildende Erreger infiziert sind.

Oft kommt markanter Mundgeruch auch aus der Lunge. Nämlich dann, wenn stark riechende Substanzen mit der Atemluft nach außen befördert werden. Bekannt sind die typischen Zwiebel-, Knoblauch-, Meerrettich- oder Käsegerüche, aber auch die Bier- und Schnapsfahne sowie die belästigende »Atemluft« des Rauchers. Dann rümpfen die anderen ihre Nase, reden heimlich darüber – es entsteht eine unsichtbare Mauer. Eigentlich sollte man dem Leidenden, der es oft gar nicht merkt, helfen, statt ihn zu meiden. Er muß nach den Ursachen suchen, denn sie liegen vielfach nicht im Mund.

Wenn trotz einer bewußten und intensiven Schleimhaut- und Mundpflege der Mundgeruch nicht verschwindet, muß man nach weiteren Gründen fahnden. Heftiges Aufstoßen setzt Magen- und Darmgerüche frei. Nach einem guten Essen darf sich schon einmal ein Rülpser lösen. Hatte doch schon Luther gesagt: »Warum rülpset und pfurzet ihr nicht. Hat es euch nicht geschmecket?« Das sind aber dann »normale« Gerüche, die Hinweise auf das Verspeiste geben. Anhaltend schlechte Gerüche beim Aufstoßen deuten auf Entzündungen der Magenschleimhaut, Fehlen von Magensäure und Verdauungsstörungen hin. Doch auch Krankheiten erkennt die diagnostizierende Nase des Arztes an charakteristischen Gerüchen. Eitergerüche bei Mandelentzündungen, Acetongeruch bei Zuckerkrankheit, Ammoniakgeruch bei Nierenversagen, Bittergeruch bei massivem Erbrechen, Lebergeruch bei Funktionsausfall dieses Organes. Der typische Geruch der »Bierleiche« weist sofort auf den Verursacher Alkohol hin.

Der unangenehme Geruch kann auch durch nervöse Verdauungsbeschwerden oder einen Mangel an Verdauungsenzymen entstehen. Es bilden sich Stoffwechselprodukte, die aus dem Blut über die Lungen in die Atemluft abgegeben werden. Wenn Sie also Wert auf einen reinen Atem legen, sollten Sie unsere Tips befolgen.

Wussten Sie eigentlich, ...?

... daß Mundgeruch auf der Liste der Hygienesünden an zweiter Stelle rangiert? Wer in seinem Beruf großen Wert auf Anerkennung und Erfolg legt, sollte immer zusätzlich etwas für einen reinen Atem tun.

In Umfragen konnte man ermitteln: 88 Prozent erklärten, daß sie vor Besprechungen und Konferenzen ein Mittel für guten Atem nehmen. Man kommt sich dadurch auf allen Gebieten doch etwas näher!

Was tun gegen Mundgeruch?
➤ Erhöhen Sie die Selbstreinigung der Mundhöhle durch intensives und häufiges Kauen. Kaugummi hilft Ihnen dabei.
➤ Regen Sie Ihren Speichelfluß an, damit verbliebene Essenreste und Bakterien weggeschwemmt werden.
➤ Mit einer regelmäßigen Mundpflege unterstützen Sie Ihre natürliche Mundreinigung. Verwenden Sie als desodorierende Maßnahmen Mundwässer, Mundsprays, Chlorophyll-Tabletten oder Pfefferminz-Bonbons, auch saure Bonbons bilden mehr Speichel.
➤ Trinken Sie viel, um Ihren Speichel durch eine erhöhte Flüssigkeitszufuhr zu vermehren.

Da es viele Ursachen für einen unreinen Atem gibt, gilt es, das Übel an der Wurzel zu packen. Neben der gezielten Behandlung von organischen und funktionellen Störungen kommt der täglichen Hygiene des Mund- und Rachenraumes oder gezielten Maßnahmen eine besondere Bedeutung zu. Schließlich möchten Sie doch nicht, daß man Sie an Ihrem Atem »erkennt«.

Schluckauf

»Hast Du Schluckauf, denkt jemand an Dich!«, so sagt der Volksmund. Dieses »Hicksen« hat wohl jeder schon einmal gehabt. Meistens verschwindet es nach kurzer Zeit von allein. Ausgelöst werden diese gelegentlichen »Hickup-Anfälle« durch das Zwerchfell. Durch diesen Muskel – es ist der große Atemmuskel – zieht die Speiseröhre zum Magen. Zieht sich nun das Zwerchfell durch eine plötzliche Reizung seiner Nerven zusammen, kommt es zu dem typischen Schluckauf, der nur ganz kurzzeitig, aber auch über längere Zeit anhalten kann. Was die Nerven genau reizt, ist bis heute noch nicht sicher bekannt. Durch das krampfartige Zusammenziehen der Muskulatur wird Luft ruckartig angesaugt. Gleichzeitig verschließt sich der Kehlkopf, so daß ein Einatmen unterbrochen wird und das laute »Hick« ertönt. Meist ist der Schluckauf nervös bedingt. Dann ist er harmlos. Kommt das Zwerchfell zur Ruhe, ist der Anfall vorbei. Das geschieht meist von allein und bereits nach kurzer Zeit.

Es gibt aber auch langanhaltenden Schluckauf, der kaum zu beeinflussen ist. Das »Buch der Rekorde« berichtet von einem Amerikaner, der mehr als sechzig Jahre ununterbrochen an einem unstillbaren Schluckauf litt. Und auch Papst Pius XII. quälte sich durch seinen Dauer-Schluckauf. Der Zwerchfellreiz wurde vermutlich durch eine schwere chronische Magenschleimhautentzündung verursacht. Am 9. Oktober 1958 starb er während eines besonders schweren Schluckauf-Anfalles. Er soll allerdings nicht die alleinige Ursache gewesen sein. Auch den amerikanische Präsident John F. Kennedy belästigten gelegentlich Anfälle, die bei ihm nur durch Ziehen an der Zunge beseitigt werden konnten.

Hilfen gegen Schluckauf:

- Halten Sie Ihre Luft an und pressen Sie kräftig wie beim Stuhlgang.
- Trinken Sie ein Glas kaltes Wasser, entweder schnell oder langsam. Probieren Sie selbst aus, wie es am besten hilft.
- Drücken Sie mit den Fingern auf Ihre Gehörgänge.
- Schlucken oder lutschen Sie kleine Eisstücke.
- Nehmen Sie einen Teelöffel Zucker ein.
- Drücken Sie einen Eiswürfel an den Hals in Höhe des Kehlkopfes. Die Kälte wirkt beruhigend auf das Zwerchfell.
- Trinken Sie einige Schlucke Wasser aus einem Glas, aber vom gegenüberliegenden Rand aus.
- Schlucken Sie dreimal »trocken« herunter.

Aufstoßen

»Ein Rülpser ist ein Magenwind, der nicht den Weg zum A... find!«, so sagt der Volksmund über das Luftaufstoßen. Es ist vielen Menschen sehr unangenehm, da es auch mit auffälligen Geräuschen verbunden ist. Oft ist eine Folge von Aufstoßern nach dem Essen vorhanden, die die Aufmerksamkeit der Anwesenden auf sich zieht. Aber der Betroffene kann eigentlich nichts dafür, ihn überrascht es auch ganz plötzlich, und es ist ihm dann natürlich sehr unangenehm. Die Hauptursache ist das Verschlucken von Luft. Das kann bei jedem Essen erfolgen. Mit großen oder kleinen Bissen und beim Trinken gelangt Luft in den Magen. Auch zwischen den Mahlzeiten wird beim Schlucken von Speichel Luft mitgerissen. So sammeln sich Luftblasen im Magen an, die durch häufiges Aufstoßen entleert werden müssen. Meistens tritt dann ein Druck im Oberbauch auf, der auf einen angefüllten Magen schließen läßt. Plötzlich entweichen die Rülpser, der Magendruck verschwindet. Leichte Rülpser können noch unterdrückt werden, wenn sie entweichen wollen. Sie werden leise durch den Mund oder die Nase entlassen. Werden aber durch ein ständiges Luftschlucken größere Mengen nach außen befördert, ist es schon sehr störend; sowohl für den Leidenden als auch für alle Anwesenden am Tisch. Da das Verschlucken von Luft eine Angewohnheit ist, muß man ganz bewußt auf den Ablauf des Essens, insbesondere auf das Hinunterschlucken der Bissen achten.

WAS HILFT NOCH GEGEN AUFSTOSSEN?

- Essen Sie möglichst langsam. Kauen Sie viel und gut, möglichst lange, aber mit geschlossenem Mund.
- Drücken Sie beim Schlucken ganz bewußt die Zunge fest an den Gaumen.
- Verzichten Sie auf kohlensäurehaltige Getränke.
- Vertrauen Sie nicht auf Medikamente – es gibt nämlich keine gegen Aufstoßen.

Sodbrennen

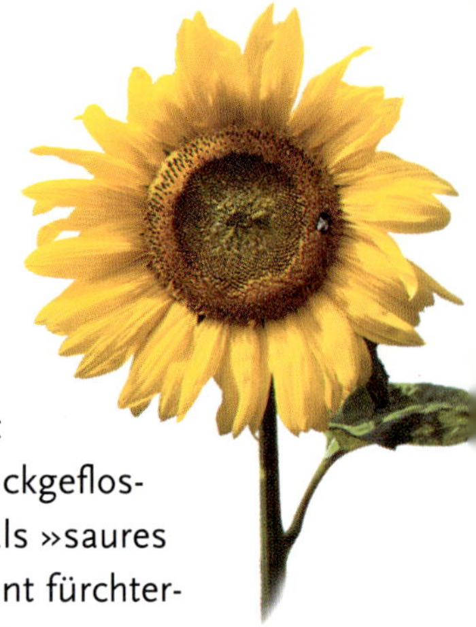

Fast jedem von uns stößt im wahrsten Sinne des Wortes irgendwann einmal irgendetwas »sauer« auf. Zehn von hundert Deutschen haben diese unangenehmen Empfindungen sogar täglich und das oft schon nach einem ganz normalen Essen.

Wenn es hinter dem Brustbein brennt, dann ist meist saurer Mageninhalt in die Speiseröhre zurückgeflossen. Das Leiden wird als Sodbrennen oder auch als »saures Aufstoßen« bezeichnet. Es tut sehr weh und brennt fürchterlich. Schuld an diesem brennenden Problem ist die Magensäure, die vom Magen in die Speiseröhre gedrängt wird und dort die Schleimhaut reizt. Diese ist nämlich nicht »säurestabil« wie im Magen. Normalerweise verhindert ein ringförmiger Muskel am Mageneingang den Rückfluß von Speisebrei. Funktioniert dieser Mechanismus nicht, kommt es zu dieser »Refluxkrankheit« (lat. ›reflux‹ = Rückfluß). Es ist eine Entzündung der Speiseröhre, die von unten bis zum Hals die Beschwerden auslösen kann. Sie wird auch durch verschiedene Wirkstoffe verursacht, indem der Schließmuskel erschlafft und die Öffnung zur Speiseröhre nicht mehr ganz verschlossen wird. Solche schädlich wirkenden Stoffe sind z. B. Alkohol, Zigarettenrauch, Kaffee, Tee oder Cola. Meist kommt auch noch eine anlagebedingte Schwäche des Schließmuskels hinzu. Außerdem regen schwer verdauliche und fett gebratene Speisen sowie Süßigkeiten die Bildung von Magensäure an, so daß die Schleimhaut zusätzlich noch stärker gereizt wird. Fettreiche Nahrung liegt uns eben immer »schwer im Magen«.

Ist der Magen nach einem üppigen Essen prall gefüllt, drücken bestimmte Körperhaltungen und einengende Kleidung den Mageninhalt zusätzlich in Richtung Speiseröhre. Liegen und Bücken lösen dann schnell Sodbrennen aus. Aber auch Streß und Hektik, Aufregungen, seelische Belastungen, hastiges Essen und viel Trinken verstärken oft die bereits vorhandenen Beschwerden. Läuft die Magensäure nachts bis zum Kehlkopf, setzt die Atmung sogar durch einen natürlichen Reflex für einige Sekunden aus. Es entstehen kurze Atemstillstände, die zu vorübergehendem Mangel an lebensnotwendigem Sauerstoff führen. Dadurch werden die erholsamen Phasen des Tiefschlafes verhindert, was zu einer verstärkten Müdigkeit am nächsten Tag führt.

Sodbrennen kann auch unabhängig von Mahlzeiten vorkommen. Es handelt sich in diesen Fällen häufig um funktionelle Oberbauchbeschwerden, die man als Reizmagen oder nervösen und empfindlichen Magen bezeichnet. Auslöser sind wiederum Streß, Hektik, Ärger oder Angst, also die Magenfeinde Nr. 1.

Bei ständigem oder sehr häufig auftretendem Sodbrennen kann sich die Schleimhaut entzündlich verändern. Bei solchen Entzündungen entstehen immer mehr defekte Zellen, die sich schließlich zu einer bösartigen Geschwulst entwickeln können.

Da der Leidensdruck durch das Sodbrennen sehr hoch ist, muß etwas getan werden. Oft reichen einfache, aber bewährte Hausmittel bereits aus. Es sind »Löschversuche«, die man für sich selbst ausprobieren muß.

Omas Hausmittel ist nach wie vor der Löffel Natron, im Volksmund als »Bullrich Salz« bekannt. Der Berliner Apotheker Wilhelm Bullrich erwarb vor 160 Jahren eine Seifenfabrik, in der er auch »kohlensaures Natron« herstellte. Dies empfahl er zur Reinigung von »Körpersäften«, vor allem zur Beseitigung von »sauren Unreinheiten«, z. B. im Magen. Eine Übersäuerung des Magens und dadurch entstandene Verdauungsprobleme könnte man am einfachsten heilen, wenn man durch das Natron das Saure neutralisiert – so Wilhelm Bullrichs Vorstellungen. Nehmen Sie alle ein bis zwei Stunden einen halben bis einen Teelöffel Natron ein. Viele Magen-Patienten vertragen das Natron jedoch nicht so gut. Aus der chemischen Substanz Natriumhydrogenkarbonat wird Kohlendioxid freigesetzt, das die Magenschleimhaut wiederum reizt. Nach einer kurzen Linderung der Beschwerden treten

Hilfe gegen Sodbrennen:

- Bauen Sie Übergewicht ab: Immerhin wiegen 70 Prozent der Sodbrennen-Patienten zuviel. Der Druck im Bauch preßt auf den Magen, der Mageninhalt wird permanent in die Speiseröhre gedrückt.
- Geben Sie das Rauchen auf: Die Bestandteile des Tabaks erhöhen die Säurebildung, führen zur Entzündung der Schleimhaut – es droht eine Raucher-Gastritis.
- Verzichten Sie auf viel Alkohol: Vor allem hochprozentige Getränke führen zu Schleimhautreizungen. Außerdem läßt die Spannung des Schließmuskels am Mageneingang nach.
- Essen Sie fettarme und kohlenhydratarme, aber eiweißreiche Kost: Fette Speisen liegen lange im Magen, Süßes reizt zur vermehrten Säureproduktion.
- Vermeiden Sie späte Mahlzeiten: Vor dem Schlafengehen sollte der Magen leer sein. Nachts werden größere Mengen von Salzsäure gebildet. Sie sollte schnell in den Darm abfließen können.
- Schlafen Sie mit erhöhtem Oberkörper, denn gerade nachts beim Träumen produziert der Magen unkontrolliert große Mengen von Säure. Bei linker Schlaflage fließt Magensäure weniger schnell zurück. Ein Mittagsschlaf im Sessel ist ebenfalls günstiger.
- Vermeiden Sie einengende Kleidung: Gürtel, enge Hosen- und Rockbunde drücken auf den Magen von außen. Lockere Kleidung ist besser.
- Vermeiden Sie unnötigen Streß: Der Magenfeind Nr. 1 kann durch Lebensänderung, Vermeidung von Hektik und Ärger, Optimierung des eigenen Biorhythmus mit Wach- und Schlafzyklus, aber auch mit Entspannungstechniken wie Autogenes Training oder Yoga, bekämpft werden.
- Öfter einmal abschalten und sich in Gesprächen auch mal »Luft machen« sollte zum neuen Lebensstil gehören. Man muß nicht alles »in sich hineinfressen«.
- Achten Sie auf eine stets gute Verdauung: Je besser die allgemeine Verdauung funktioniert, desto optimaler reagiert der Magen mit seinen speziellen Reaktionen. Fünf kleine ballaststoffreiche Mahlzeiten sind bekömmlicher als drei große. Gutes und langes Kauen entlastet den Magen.
- Betrachten Sie alle Medikamente sehr kritisch: Viele chemische Verbindungen in den Arzneien wirken auf den Magen. Sie werden oft einfach nicht vertragen. Müssen Sie sie auf Dauer nehmen, hilft vielleicht eine Umstellung.

meist wieder erneute Beschwerden auf. Moderne Präparate enthalten Aluminium- oder Magnesiumverbindungen, die in einer guten Mischung keine Nebenwirkungen auslösen. Die Substanzen binden übermäßige Säure oft ausreichend und wirken somit über längere Zeit. Sogenannte Aluminium-Magnesium-Schichtgitter-Substanzen neutralisieren große Mengen an Säure, binden auch Verdauungsenzyme und schädliche Gallensäuren. Wie ein zusätzlicher »Hilfs-Schleim« breiten sie sich über die Magenwände aus. Da Sodbrennen ein Volksleiden geworden ist, schwört so mancher auf sein spezielles Hausmittel. Als nützlich erweist sich alles, was Säure bindet und die Passage durch den Magen fördert. Bei leichten Fällen hilft allein schon ein Schluck kohlensäurefreies Mineralwasser. Milch, Buttermilch, ungesüßter Tee oder ein Löffel Quark – alles wirkt, langsam geschluckt, oft Wunder. Andere schwören auf Weißbrot, Zwieback oder einen roh geriebenen Apfel. Wer bereits häufiger Sodbrennen hatte, sollte einige Tips zur Vermeidung beherzigen.

Reizmagen

»Liebe geht durch den Magen«, sagt man. Wie schön, wenn man Schmetterlinge im Bauch hat und glücklich ist. Aber auch andere emotionale Empfindungen wirken sich auf unseren Magen aus: »Sie schlagen uns auf den Magen«. Streß, Hektik, Druck und Überforderungen in Beruf und Familie lösen Magenprobleme aus. Liegen keine nachweisbaren organischen Veränderungen oder Störungen vor, spricht der Arzt vom „nervösen Magen« oder „Reizmagen«. Die Beschwerden haben meistens psychische Ursachen, die einerseits die Bewegungsabläufe verzögern; das Essen liegt „wie ein Stein« im Magen; der Speisebrei wird einfach nicht weiterbefördert. Andererseits kann psychische Belastung die Säurebildung und Muskelbewegung anregen. Kollern, Aufstoßen, Druck, Spannung, Übelkeit, Völlegefühl und Krämpfe sind typische Zeichen für einen »verärgerten« und »gereizten« Magen. Er

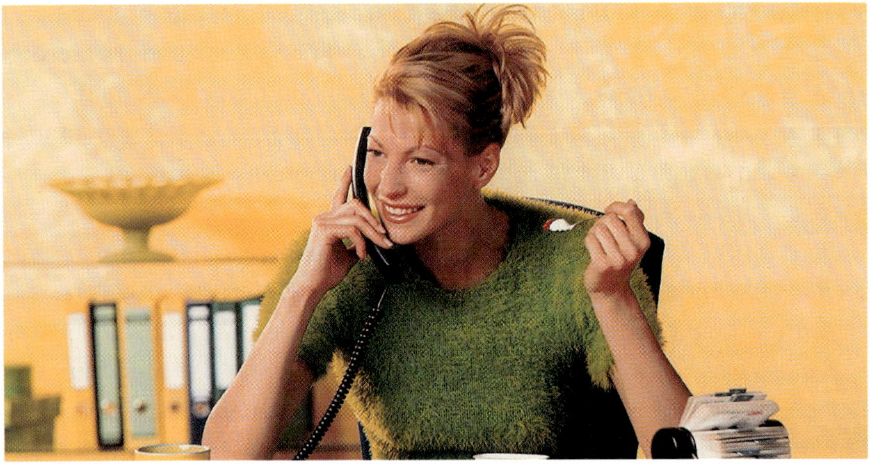

Gerade Menschen, die im Büro arbeiten und den ganzen Tag sitzen müssen, haben oft Probleme mit ihrer Verdauung. Probiotische Joghurtkulturen können hier helfen.

streikt und rebelliert. Wer mißhandelt wird, der wehrt sich. Auch ein Magen reagiert »verstimmt«.

Über die Ursachen, die seinen Magen nervös machen, ist sich so mancher selbst im klaren: Krisensituationen in Familie und Beruf, Streß und Überarbeitung, unregelmäßiges Essen, unter Zeitdruck verschlungene Mahlzeiten, Alltagsärger und nervöses und konfliktscheues Verhalten. Eine alte japanische Weisheit sagt: »Hat die Seele Kummer, leidet der Magen«. Bei psychischen Belastungen bleibt eben viel »unverdaut«. Dafür wird ein feines Nervennetz verantwortlich gemacht, das mit dem zentralen Nervensystem eng verbunden ist. Deshalb kann so manch schlechtes oder auch üppiges Essen einem »auf die Nerven oder auf den Geist gehen«. Oft sind die nervös bedingten Beschwerden noch von Unruhe, depressiver Verstimmung und Schlafstörungen begleitet. Magenbeschwerden drücken auf die Laune: Vielen Magenpatienten kann man ihr Leiden bereits im Gesicht ansehen; neben einer gräulichen Gesichtsfarbe haben sie auch einen sehr leidenden und mißmutigen Gesichtsausdruck. Und so schließt sich eigentlich schon der Kreis zwischen körperlichen und seelischen Ursachen. Es entsteht ein langwieriger Teufelskreis, der irgendwo einmal unterbrochen werden muß. Dazu geht man der Ursache an die Wurzel. Da die häufigste Ursache dieses psychosomatischen Leidens der Streß ist, gilt es, ihn abzubauen. Damit kann man seine »seelische Magenverstimmung« bereits gut behandeln. Oft schafft man es aber nicht alleine. Es ist schwer, sein gewohntes Leben zu verändern. Wird sich ein Magenleidender jedoch über seine Streß-Ursache bewußt, so wird er wegen der Beschwerdehäufigkeit einiges daran setzen, diesen Zustand zu einem besseren hin zu verändern. Gute Unterstützung sollte er durch seine Familie haben. Aber auch psychotherapeutische Hilfe durch autogenes Training, konzentrative Entspannung, Gespräche und Erfahrungsaustausch lassen den Magen wieder normal arbeiten. Nach dem Motto »Abwarten und Tee trinken« kann man sich selbst auch gut helfen. Zubereitungen aus Pfefferminzblättern, Kamillenblüten, Baldrian, Passionsblume, Melisse oder Salbei wirken entspannend und schmerzlindernd. Bei nervösem Magen heißt es: Abschalten, in Ruhe eine Tasse Tee trinken, eine Wärmflasche auf den Bauch legen – und das öfter wiederholen. Ganz wichtig ist es, sein Eßverhalten zu überdenken. Nehmen Sie sich zum Essen ausreichend Zeit. Es kommt auch mehr darauf an, wie man ißt, als was man ißt. Das bedeutet: ausgiebig kauen, gut einspeicheln, langsam und bewußt essen. Rauchen und Alkohol sind zu vermeiden – sie schaden dem gestörten Magen erheblich.

Medikamentös wird der Arzt Mittel verordnen, die die Muskelbewegungen im Verdauungstrakt steigern und die Magenentleerung beschleunigen. Bei krampfartigen Beschwerden helfen krampflösende Medikamente. Eine spezielle

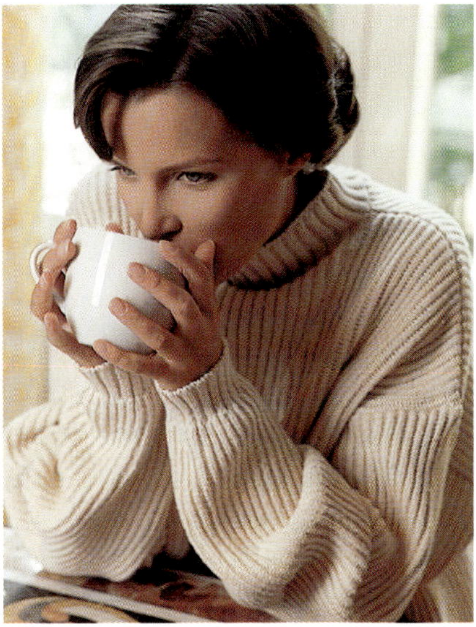

Bei kleineren Magenbeschwerden hilft oft schon eine Tasse Tee.

Beugen Sie einem Reizmagen vor:

- Achten Sie auf regelmäßige Mahlzeiten. Essen Sie besser fünf kleinere Imbisse als drei große Mahlzeiten.
- Lassen Sie nie das Frühstück ausfallen und nehmen Sie sich dafür morgens eine halbe Stunde Zeit.
- Essen Sie nie zuviel auf einmal. Überladen Sie Ihren Magen nicht.
- Vermeiden Sie Hast beim Essen. Kauen Sie die Speisen gut durch. Schlingen Sie nicht, genießen Sie mehr.
- Gewöhnen Sie Ihren Magen an einen Rhythmus. Nehmen Sie Ihre Mahlzeiten zu regelmäßigen Zeiten ein.
- Essen und trinken Sie nicht zu heiß und zu kalt. Ihr Magen möchte wohltemperierte Speisen.
- Essen Sie am späten Abend nicht mehr so üppig. Bis zur Nachtruhe sollte Ihr Magen von seiner Arbeit entlastet sein.
- Sehen Sie nicht während des Essens fern. Auch das Zeitungslesen sollten sie sein lassen. Ihr Auge ißt auch mit. Erfreuen Sie sich an den aufgetragenen Speisen.
- Meiden Sie Alkohol, Nikotin und Kaffee im Übermaß. Sie sind für Ihren Magen zu stark reizende »Genußmittel«, ja sogar Magenfeinde.
- Sparen Sie mit Fett, Salz und Zucker. Dafür sollten Sie reichlich Gemüse, Salate und Obst essen.
- Vermeiden Sie Ärger für Körper und Seele. Betrachten Sie Ihre Verhaltensweisen und Reaktionen kritisch, um einfach besser durchs Leben zu kommen.
- Entwickeln Sie ein harmonisches Miteinander zu Ihren Mitmenschen. Auch sie wollen einen gesunden Magen behalten.

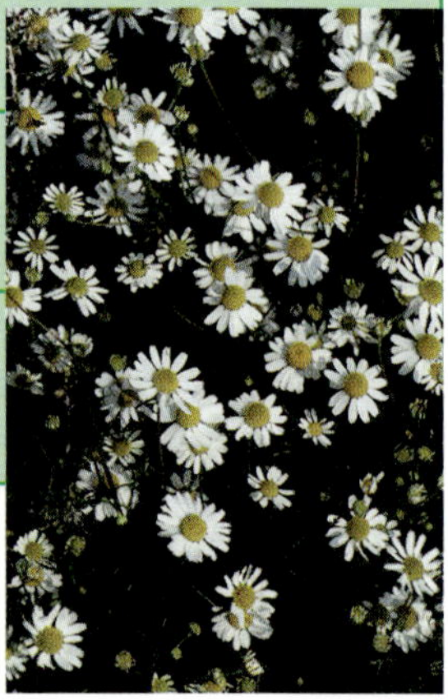

Kamillentee wirkt schmerzlindernd und beruhigend.

Magen-Diät ist nicht nötig. Erlaubt ist, was schmeckt. Der Magen darf aber nicht überladen werden. Nichts zu essen, verschlimmert nur die Schmerzen.

Mager- und Eßsucht

Etwa eine halbe Million deutscher Mädchen und Frauen sitzt lustlos bei Tisch und stochert teilnahmslos im Essen herum. Immer mehr junge Mädchen hungern sich krank. Ein übertriebenes Schlankheitsideal ist der Grund dafür, daß sich mit der Zeit eine Magersucht entwickelt. Diese sogenannte Anorexia nervosa ist eine typische neurotische Störung des Eßverhaltens, die in unseren Breiten dramatisch zunimmt. Die Zahl der Fälle hat sich in den letzten zehn Jahren verdreifacht. Schlank um jeden Preis – das kann zur Sucht werden.

Typisch für Magersüchtige ist, daß sie mit dem Essen auf Kriegsfuß stehen. Ihr Hunger-Sättigungs-Trieb ist auf den Kopf gestellt: Essen schafft Unbehagen, Hungern hingegen Befriedigung! Die Patientinnen sind auch regelrecht süchtig nach Appetitzüglern oder Abführmitteln. Sie könnten ja dick werden und wehren sich so gegen alles Eßbare.

»Schlanksein ist in« – das ist ihre Lebensphilosophie. Fast immer ist der Grund dieses doch eigenartigen Leidens ein seelisches Problem: Angst vor einem unabhängigen Leben, verschmähte Liebe, Trennung von geliebten Menschen, Scheitern im Beruf, Geldsorgen oder Nichtanerkennung. Bemerkenswert ist, daß Magersüchtige häufig besonders intelligente Menschen sind. Sie hatten eine vollkommene Kindheit, mustergültig und unproblematisch. In einer Pubertäts-Krise fing es

WAS KÖNNEN SIE TUN, WENN SIE BEI IHRER TOCHTER ODER EINER FREUNDIN EINE ESS-STÖRUNG VERMUTEN?
➤ Sprechen Sie die Person darauf an, teilen Sie ihr Ihre Vermutungen mit.
➤ Hören Sie zu, wenn sie reden will, und zeigen Sie Verständnis für ihre Situation.
➤ Ermutigen Sie sie, sich kompetente Hilfe von einem Psychologen geben zu lassen.
➤ Machen Sie sich von vornherein bewußt, daß die Eßstörung nur ein Symptom ist. Das eigentliche zugrundeliegende Problem ist ein seelisches. Die oder der Betroffene ist in der Regel auf psychologische Hilfe angewiesen.

dann an, daß die Jugendlichen psychisch ihre Schwierigkeiten mit sich und ihrer Umwelt bekamen. Das alles gipfelte in der Verweigerung des Essens. Warum dies bei manchen pubertierenden Mädchen der Fall ist, hat man noch nicht erforschen können. Eine Theorie sagt, daß sich in der Magersucht ein Bestreben nach Selbständigkeit ausdrückt. Eine andere Theorie spricht von krankhafter Selbstverachtung. Eine weitere behauptet, die jungen Mädchen wollen nicht erwachsen werden, durch ihr niedriges Gewicht kindlich wirken. Magersüchtige fühlen sich auch dann noch zu dick, wenn die Waage bereits ein deutliches Untergewicht zeigt. Sie möchten eben extrem schlank sein und halten dabei selbst auftretende körperliche Störungen für völlig normal.

Die Magersüchtigen haben viele Probleme mit ihrer Verdauung: anhaltendes Völlegefühl, Oberbauchbeschwerden, Übelkeit und Erbrechen, Verstopfungen und Durchfall. Ihre Gewichtsabnahme geht häufig sehr schnell, der Stoffwechsel verlangsamt sich, der Blutdruck sinkt, die Menstruation bleibt aus, Frieren und Frösteln stellen sich bei normalen Temperaturen ein, die körperlichen Kräfte lassen zunehmend nach. Trotz der vielfältigen Beschwerden fühlen sich die Magersüchtigen wohl und in ihrer Handlungsweise bestätigt.

Hinweis

Da die Magersucht eine Störung im körperlich-seelischen Reifungsprozeß ist, ist eine Heilung dieser selbstzerstörerischen Krankheit nur mit Hilfe einer begleitenden Psychotherapie möglich. Gelingt sie nicht, kann der Verlauf tödlich sein, da alle Funktionen völlig durcheinander geraten. Dies geschieht immerhin in zehn Prozent der Fälle.

Die Kranken müssen erkennen lernen, daß ein vernünftiges Leben nur durch ein normales Eßverhalten geregelt wird. Negative Gefühle müssen geordnet, Erfolgserlebnisse und Anerkennung vermittelt und Selbstvertrauen gefördert werden. Wesentlicher Bestandteil der therapeutischen Arbeit der Psychologen ist die Einbeziehung der Familie, damit Konflikte bearbeitet und gegenseitiges Verständnis geweckt werden. Die Patienten müssen das Essen regelrecht wieder lernen.

Die Mahlzeiten sollten in mehreren Portionen und auf großen Tellern serviert werden: Magersüchtige sehen ihre Nahrungsmittel wie durch ein Vergrößerungsglas. Sie haben dann den Eindruck, wirklich nur ganz

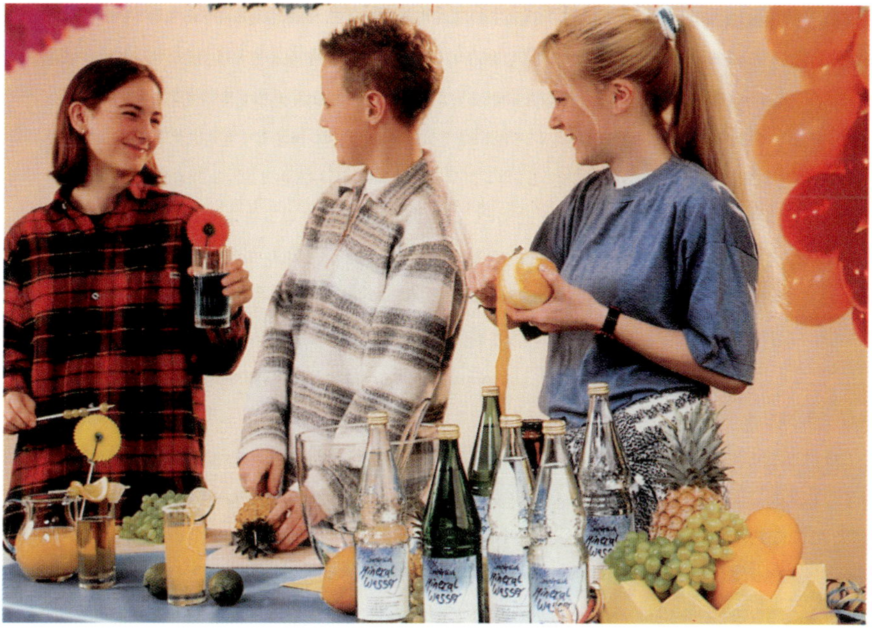

Schon in jungen Jahren sollten Kinder lernen, wie wichtig eine richtige Ernährung für sie ist.

wenig zu essen. Damit baut sich der Körper im Laufe der Zeit wieder auf. Alle wichtigen Nahrungsbestandteile werden wieder regelmäßig zugeführt. Ist auch die psychische Einsicht entstanden, daß man essen und trinken muß, um besser zu leben, ist diese Krankheit überwunden. Die Therapie sollte möglichst frühzeitig einsetzen. Bei 13- bis 14jährigen sind die Heilungserfolge hoch. Während der Pubertät heilt die Magersucht in etwa einem Drittel der Fälle spontan. Die Chancen schwinden jedoch mit zunehmendem Alter der Betroffenen.

Als Bulimie bezeichnet man eine Eß-Brech-Sucht, eine psychisch verursachte Störung des Eßverhaltens, die mit Beschwerden im Verdauungssystem, aber vor allem mit seelischen Veränderungen verbunden ist. Man hat sie als zwanghaftes Verhalten von heranwachsenden Mädchen und jungen Frauen bezeichnet, die ihr Leben als eine Behinderung und eine seelische Belastung empfinden. Daraus resultieren

Depressionen, die den Teufelskreis immer wieder auslösen. Heißhunger führt zur Aufnahme großer Mengen meist hochkalorischer Nahrungsmittel. Oft geht dieser Phase der Freßsucht eine ausgesprochene Hungerperiode voraus, die zuweilen durch seelische Probleme ausgelöst wurde. Nun entstehen aber durch das unkontrollierte Essen Schuldgefühle und große Angst vor einer Gewichtszunahme. Den einzigen Ausweg sehen die Betroffenen dann, wenn sie sich den Finger in den Hals stecken und alles wieder erbrechen. Abführmittel sollen zusätzlich helfen, damit die viele Nahrung den Darm schnell wieder verläßt. Da es sich bei den Bulimie-Patientinnen meist um attraktive und intelligente junge Frauen handelt, möchten sie nach außen eine gute Figur abgeben und möglichst perfekt dastehen. Oft haben sie aber deutliche Minderwertigkeitskomplexe, die ihnen auch auf diese Art und Weise zu schaffen machen. Deshalb besteht die erfolgversprechende Hilfe in einer Psychotherapie. Diese entstandene Angewohnheit des Essens und sich wieder Übergebens wird in Kombination mit der Gabe eines leicht antidepressiv wirkenden Medikamentes sehr günstig behandelt. Die Genesungsaussichten sind größer als bei der Magersucht. Wichtig ist, daß die Frauen lernen, ihr Gewicht, ihre Figur und ihre Ausstrahlung zu akzeptieren. Sie müssen lernen, daß persönliches Glück nicht nur vom Aussehen abhängig ist und daß das Leben zu meistern letztendlich viel mehr heißt.

Bauchschmerzen

Bauchschmerzen allgemeiner Art gehören zu den häufigsten Leiden und vieldeutigsten Beschwerden unserer Zeit; sie reichen vom leichten Druck in der Magengegend bis zu heftigsten Krämpfen im gesamten Bauch. Ihre Klärung ist für den Arzt meist eine schwierige Detektivarbeit, er steht oft vor komplizierten Fragen, denn in diesem Bereich kommen sehr viele Ursachen als Auslöser in Frage. Die Vielfalt reicht

Charakterisierung des Schmerzes	
Lokalisation	stets gleichbleibend oder wandernd, ausstrahlend oder unbestimmbar
Art des Auftretens	krampfartig, bohrend, stechend, dumpf
Abhängig von der Essenszeit	nüchtern, sofort nach dem Essen oder erst viel später
Qualität der Speisen	fett, süß, alkoholreich, blähend
Provokationen	Atmung, Frieren, Bewegungsabläufe, Hast, Hektik
Störungszeichen	Sodbrennen, Brechreiz, Durchfall, Verfärbungen von Stuhl oder Urin, Beimengungen

von »rein nervös« bis zu »bösartig«, von »harmlos« bis zu »unbedingt behandlungsbedürftig« und »lebensbedrohlich«. Sorgfältige ärztliche Untersuchungen, diagnostische Maßnahmen, Verlaufsbeobachtungen, differential-diagnostische Erwägungen und oft auch ärztliche Erfahrungen führen zu einer richtigen Diagnosestellung. Damit kann dem Betroffenen die richtige Hilfe gewährt werden.

Wer Bauchschmerzen hat, leidet wirklich sehr. Oft verschlimmert noch zusätzliche Unsicherheit über die Beschwerden den Leidensdruck. Um so wichtiger ist es, daß der Betroffene durch genaue Beobachtung seines individuellen Schmerzes Entscheidendes zur Klärung der Ursache beiträgt, die Tabelle auf dieser Seite hilft Ihnen dabei.

Suchen Sie auf jeden Fall Ihren Arzt auf, wenn Ihre Bauchschmerzen stärker werden oder wenn Sie seit mehr als 6 Wochen darunter leiden. Nach einem so langen Zeitraum besteht nämlich die Gefahr, daß sich die Schmerzen quasi „verselbständigen“ und chronisch werden. Doch so weit sollten Sie es gar nicht erst kommen lassen. Helfen Sie Ihrem Arzt bei der Diagnose. Auf den beiden folgenden Seiten erhalten Sie zusätzliche Informationen über die wichtigsten Erkrankungen, die mit Bauchschmerzen einhergehen.

Beschwerden	Wann treten Sie auf?
➤ Gallenkolik	Nach fettem Essen, aber auch nach starkem Streß, meist nachts und plötzlich
➤ Nierenkolik	Plötzlich aus heiterem Himmel, blitzartig. Ein Nierenstein hat sich eingeklemmt.
➤ Magenschleimhautentzündung	Meist kurz nach dem Essen
➤ Magengeschwür	Nach dem Essen, aber auch bereits nüchtern. Oft geht eine jahrelange, bereits bekannte Gastritis voraus.
➤ Blinddarmentzündung	Plötzlich und aus heiterem Himmel.
➤ Bauchspeicheldrüsenentzündung	Ganz plötzlich einsetzend. Oft gehen fette Festessen, reichlich Alkohol und zuviel Streß dem akuten Geschehen voraus.
➤ Seitenstechen	Nach Anstrengung, meist beim Gehen.
➤ Darmverschluß	Plötzlich einsetzend. Er ist lebensbedrohlich!

Wie äussrn sie sich?	Was kann ich tun?
Kolikartige Schmerzen im rechten Bauch. Oft empfindet der Patient Schmerzen unter dem rechten Schulterblatt.	Legen Sie sich hin, essen Sie nichts, legen Sie ein feucht-warmes Tuch mit einer Wärmflasche auf die Gallengegend, trinken Sie einen Leber-Galle-Tee, führen Sie ein entkrampfendes Zäpfchen ein.
Übelkeit, Erbrechen, Schweißausbrüche, Schwindel, wellenartig schneidende und stechende Schmerzen im Lendenbereich, im Unterbauch und in der Leistengegend, ausstrahlend.	Trinken Sie viel, z. B. Nierentees, bewegen Sie sich, hüpfen und springen Sie. Legen Sie heiße Kompressen in die Nierengegend, nehmen Sie krampf- und schmerzlindernde Medikamente ein.
Übelkeit während des Essens, Völlegefühl, Erbrechen kurz nach dem Essen mit Erleichterung sind typische Zeichen, die oft über lange Zeit schon bestehen.	Entlasten Sie Ihren Magen, trinken Sie Tee, essen Sie Zwieback, legen Sie sich eine Wärmflasche auf den Bauch, Bettruhe hilft Ihnen bei akuten Beschwerden.
Schmerzen in der Magengegend, die ein bis zwei Stunden anhalten können, aber oft auch verschwinden, sind Warnsignale für ein Geschwür. Brennende und bohrende Schmerzen können sogar im Rücken verspürt werden.	Gehen Sie zum Arzt, um sich speziell behandeln zu lassen. Nur das hilft Ihnen.
Krampfartige Schmerzen im rechten Unterbauch, starke Übelkeit, eventuell Erbrechen, alles deutet auf eine akute Entzündung hin. Gelegentlich erhöhte Temperaturen, typisch ist auch eine Temperatur-Differenz von einem Grad zwischen Messungen unter der Achsel und im After.	Wenden Sie bei solch einem Verdacht auf keinen Fall Wärme an, diese würde die Entzündung noch verschlimmern! Bis zur ärztlichen Hilfe legen Sie sich kalte Kompressen oder eine Eispackung auf den rechten Unterbauch. Nach eindeutiger Diagnosestellung hilft meist nur die schnelle Operation.
Messerscharfe, ja vernichtende Schmerzen im linken Oberbauch, Übelkeit, Erbrechen, erhöhte Temperaturen, Schmerzen im ganzen Leib und Rücken weisen auf eine akute Entzündung hin.	Rufen Sie sofort den Notarzt! Die schnelle Behandlung kann nur im Krankenhaus erfolgen.
Schmerzen im seitlichen Brustkorb und Bauch bei schnellem Laufen deuten auf Seitenstechen und sind harmlos. Gestaute Luft in den Lungen löst diese charakteristischen Schmerzen aus.	Atmen Sie kräftig aus, entspannen Sie sich; etwas Ruhe und gelöstes Weiteratmen lassen Ihre Schmerzen schnell verschwinden.
Darmkrämpfe, Blähungen, eine aufgetriebene Bauchdecke, Verstopfung und Erbrechen sind die typischen Warnsignale. Der Speisentransport ist behindert, Verdauungsvorgänge sind unterbrochen, eine Entgiftung funktioniert nicht mehr. Es besteht plötzlich ein hochbedrohlicher Zustand.	Holen Sie bei solchen Beschwerden unverzüglich den Notarzt. Eine rechtzeitige Einweisung und eine sofortige Operation können Ihr Leben retten.

Bauchweh bei Kindern

Wenn Kinder plötzlich über Bauchweh klagen, beginnt zunächst für die Eltern ein Rätselraten. Viele Ursachen führen nämlich zu einem Leidensbild, das an schlimmste Erkrankungen denken läßt. Glücklicherweise sind die Auslöser für das typische Kinder-Bauchweh meist harmlos. Dennoch wird sehr häufig der Kinderarzt zu Rate gezogen. Auch für ihn ist es oft schwierig, die richtige Diagnose auf Anhieb zu stellen.

Bauchschmerzen bei kleinen Patienten gehören zu den häufigsten Beschwerden der kinderärztlichen, aber auch der hausärztlichen Praxis. Denn ganz egal, ob die Kleinen eine Grippe ausbrüten, Zahnweh haben, wirklich Kneifen und Zwicken bei Verdauungsstörungen oder einen Harnwegsinfekt haben oder aber mit seelischen Problemen nicht fertig werden – immer geben sie als Symptom Bauchweh an.

Nun gilt es, als Eltern oder Fachmann die Ursache zu finden. Das ist bei Kindern besonders schwer, da sie oftmals noch nicht die Fähigkeit besitzen, ihren Schmerz genau zu lokalisieren oder zu beschreiben.

In den ersten drei Monaten muß der kleine Magen-Darm-Trakt des Neugeborenen erst einmal in Gang kommen. Verdauungsprobleme, schmerzhafte Blähungen stellen sich häufig ein. Das Gesicht des Babys läuft plötzlich rot an, es zieht seine Beinchen an und schreit aus vollem Halse. Das Bäuchlein fühlt sich hart an. Diese Schreiattacken der Säuglinge, die typisch in den späten Nachmittagsstunden und kurz nach den Mahlzeiten zu beobachten sind, werden als Dreimonatskoliken bezeichnet. Anis-, Fenchel- und Kümmeltee, warme Bauchwickel, Kräutersalben und Bauchmassagen lassen die Schmerzen des Nachwuchses schnell verschwinden. Außerdem gilt: Auf Mamas Arm lassen sich selbst die schlimmsten Bauchkrämpfe leichter ertragen als alleine im Bett!

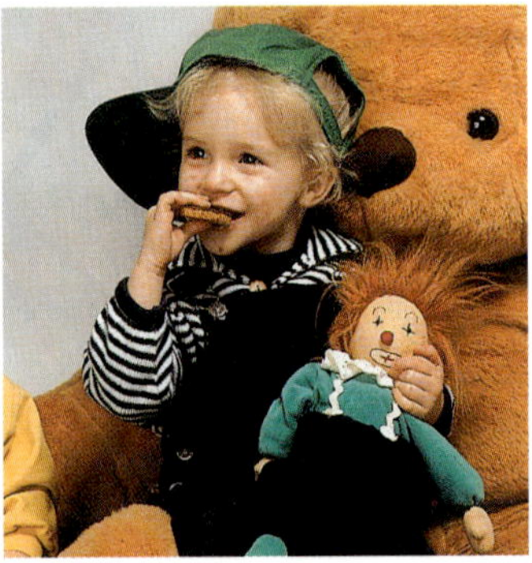

Bauchschmerzen bei Kleinkindern sind oft harmlos.

Bei Kindern im Kindergarten- und Schulalter heißen diese Anfälle dann Nabelkoliken. Blässe, krampfartige Schmerzen im Bauch, Schweiß auf der Stirn, Krümmen und heftiges Weinen charakterisieren diese funktionellen Störungen. Häufig finden sich familiäre Spannungen, Rivalität unter Geschwistern, Angst vor der Schule oder Belastungen durch das Lernen. Das Kind flüchtet sich in sein Unwohlsein und seinen »Seelenschmerz«. Es wehrt sich auf diese Art gegen Anforderungen und Probleme.

Die Beschwerden sind in solchen Situationen keine Einbildung, sie sind tatsächlich vorhanden. Das Kind setzt mit seinen Beschwerden ein Warnzeichen für die Eltern, denn es leidet an seelischen Qualen. Die Ursachen dafür sollten in jedem Fall gefunden und analysiert werden, denn sie können bereits jetzt Grundlagen für funktionelle oder psychosomatische Erkrankungen im Erwachsenenalter sein. Ein erfahrener Kinderarzt wird schnell feststellen, ob eventuell doch organische Erkrankungen vorliegen, oder ob das Kind nur auf einen für ihn unangemessenen Mißstand aufmerksam machen möchte. Er wird die Eltern über die Harmlosigkeit des Beschwerdebildes informieren und zu einer größeren Zuwendung raten. Gespräche zwischen Eltern und Kindern helfen am besten, zeigen Sie Verständnis und suchen Sie gemeinsam nach Lösungen für die Schwierigkeiten Ihrer Kinder.

Krampfartige Schmerzen erleidet ein Kind aber auch, wenn es im Darm zu einem infektiösen Befall durch Viren gekommen ist. Eine Entzündung der Darmschleimhaut führt zu Koliken, die der Arzt sofort erkennt; er wird dann die entsprechenden Maßnahmen einleiten. Wärme auf den Bauch in Form einer Wärmflasche oder warmen Wickeln, viel Trinken und gezielter Nahrungsaufbau, Bettruhe und Zuwendung der Eltern lindern die organisch bedingten Beschwerden. Auch krampflösende Medikamente helfen gegen die Bauchschmerzen.

Hinweis

Mit einer ausgewogenen ballaststoffreichen Ernährung kann man das Bauchweh gut heilen. Aber Sie sollten auch immer an die gekränkte Seele Ihres Kindes denken. Fühlt sich das Kind besser verstanden, verschwinden solche Attacken schnell wieder.

Blähungen

»Jedes Böhnchen gibt ein Tönchen«, sagt der Volksmund. Doch nicht immer sind es blähende Speisen, die an dem leidigen Problem schuld sind. In unserer Region sind Blähungen nicht nur ein peinliches Leiden, viele Betroffene schweigen aus falscher Scham darüber.

Im der medizinischen Fachsprache nennt man diese unangenehmen Gasansammlungen »Meteorismus« und ihren befreienden Abgang »Flatus«. Dieses Ereignis ist nicht nur für den Betroffenen äußerst unangenehm. Mehrere Ursachen können Blähungen hervorrufen. Das Hauptübel ist das Luftschlucken, das bei 70 Prozent der Leidenden als Auslöser gilt. Normalerweise gelangen bei jedem Schluck etwa zwei Milliliter Luft in den Magen. Sie werden mit dem Speisebrei in den Darm mitgenommen und durch die Darmwand ins Blut transportiert. Damit entstehen kleine Luftansammlungen im Bauch. Hinzu kommt noch eine Gasbildung durch Verdauungsvorgänge.

Es gibt viele Menschen, die einfach nur »Luftschlucker« sind. Sie essen zu hastig und gierig, pumpen dadurch mit jedem Bissen zusätzliche Luft in den Magen. Es entsteht schnell ein Druckgefühl in der Magengegend, das nach einem dezenten Aufstoßen schnell verschwindet. Hat man aber Hemmungen beim Aufstoßen, so gelangt die Luft in den Darm. Wer beim Essen viel spricht, gashaltige Getränke zu sich nimmt und alles schnell herunterwürgt, wird nach kurzer Zeit mit Sicherheit seine Blähungen haben.

Wussten Sie eigentlich, ...?

... daß immerhin 15 Liter Darmgase aus Kohlendioxid, Ammoniak, Methan und Schwefelwasserstoff am Tag gebildet werden? Sie werden zu einem großen Teil durch die Darmwand vom Blut aufgenommen, zur Lunge transportiert und nach außen abgeatmet. Der tägliche Abgang durch den After macht nur einen halben bis anderthalb Liter aus.

Allerdings gehen gestörte Verdauungsvorgänge auch häufig mit Gasansammlungen im Darm einher. Dafür sorgen nun wiederum Nahrungsmittel, die typisch blähend wirken, wie Kohl, Bohnen, Rettich oder Champignons. Aber auch frisches Brot ist blähend, wie auch in geringerem Maße Kartoffeln und Haferflocken. Bei manchen Menschen verursachen auch Käse und Milch einen Blähbauch. Bei vielen kommt es zu Blähungen, wenn in der Vielzahl der Verdauungsprozesse vom Mund bis zum Enddarm Störungen auftreten: Zuwenig Mundspeichel kann ebenso zu Blähungen führen wie zuwenig konzentrierte Magensäure, unharmonischer Gallenfluß oder eine falsche Zusammensetzung der Säfte der Bauchspeicheldrüse. Ist die Harmonie der Darmbakterien durch Pilze im Dickdarm gestört, entstehen zusätzliche Gärungsprozesse.

Nicht nur das unangenehme »Luftablassen« ist ein Symptom, das belastet. Sogar Herzbeschwerden oder Kurzatmigkeit können durch das Hochdrängen des Zwerchfelles auftreten.

So beugen Sie Blähungen vor:

- Nehmen Sie sich genügend Zeit zum Essen. Kauen Sie ausgiebig.
- Vermeiden Sie das Trinken von kohlensäurehaltigen Getränken beim Essen.
- Sprechen oder diskutieren Sie nicht so viel während einer Mahlzeit.
- Überprüfen Sie Ihren Speisezettel auf blähende Speisen. Verwenden Sie mehr Kräuter, Gewürze oder Obst bei der Zubereitung Ihrer Speisen. Ballaststoffreiche und abwechslungsreiche Kost gehören zu einer gesunden und ausgewogenen Ernährung.
- Achten Sie auf einen regelmäßigen Stuhlgang. Gewöhnen Sie sich eine bestimmte Zeit dafür an.
- Bewegen Sie sich viel, nicht nur in Ihrer Freizeit. Vermeiden Sie einengende Kleidung.
- Trinken Sie über den Tag verteilt Tees mit blähungstreibender Wirkung, z. B. aus Kräutern wie Fenchel, Anis, Wermut, Kümmel, Pfefferminze, gelbem Enzian und Tausendgüldenkraut.
- Achten Sie generell darauf, mehr zu trinken, vor allem stilles Mineralwasser.
- Gelegentliche Blähungen sind normal. 15- bis 20mal pro Tag dürfen Sie etwas »Luft ablassen«. Im Mittelalter war der Flatus sogar salonfähig. Die Römer und Ägypter hatten sogar einen eigenen »Gott der Darmwinde«.

Der sensible Darm

Darmprobleme gehören zu den häufigsten »Unpäßlichkeiten« und sind in den meisten Fällen nicht auf eine organische Erkrankung zurückzuführen. Mindestens 10 bis 15 Prozent aller Erwachsenen – Frauen wie Männer gleichermaßen – leiden an einem Reizdarmsyndrom. Allein über die Hälfte aller Magen-Darm-Erkrankungen sind auf einen sensiblen Darm zurückzuführen.

Als Reizdarm bezeichnet man eine Vielzahl von Darmbeschwerden, die zwischen Krämpfen, Durchfall und Verstopfung wechseln können. Die meisten Patienten klagen über Schmerzen im Bauchraum, die sich nach der Stuhlentleerung verringern. Zudem ist der Stuhl oft hart, manchmal wird auch Schleim entleert. Blähungen und Völlegefühl kommen noch hinzu. Andere Patienten wundern sich jedoch eher über einen weichen, gelegentlich auch wäßrigen Stuhlgang. Sie haben einen ständigen Stuhldrang, setzen aber nur kleine Portionen ohne das Gefühl der völligen Entleerung ab. Nachts treten die Beschwerden typischerweise nicht auf. Vermehrt werden solche Darmbeschwerden jedoch in psychischen Streßsituationen verspürt. Sie hören erst nach einer unbedingt nötigen Stuhlentleerung auf.

Hinweis

Bekanntestes Beispiel für die Auswirkungen eines Reizdarmes ist die Prüfungsangst, die für den Betroffenen eine psychische Streßsituation darstellt.

So »gereizt« wie sein Darm ist der Kranke meist auch selbst: Berufliche, familiäre und soziale Belastungen, seelische Konflikte, Angstzustände, unbewußte Sorgen, Störungen der Persönlichkeit und Neigung zu trauriger Verstimmung lösen oft solche Beschwerden aus. Auch eine ungesunde Lebensweise mit Hektik beim Essen, ballaststoffarme Kost, unregelmäßige Mahlzeiten, Mangel an körperlicher Bewegung, Rauchen und starkes Kaffeetrinken sind ganz typische Ursachen für dieses komplexe Leiden.

Hauptgrund ist eine Funktionsstörung der unwillkürlichen, also nicht dem Willen des Menschen unterliegenden Muskeln im Dickdarm. Das vegetative Nervensystem reguliert im Übermaß die Darmtätigkeit, völlig ungeordnet und unkontrolliert – also selbst auf gereiztem Wege. Gestört ist die Eigenbeweglichkeit des Darmes, dessen Muskeln verkrampfen können und sich nicht mehr in einem wohlgeordneten Rhythmus von Zusammenziehen und wieder Erschlaffen bewegen. Die vollständigen Ursachen und Zusammenhänge für das Reizdarm-Syndrom sind immer noch nicht geklärt. Mancher hat solche Beschwerden, obwohl er sich an keine psychischen Ereignisse oder unangenehm belastenden Erwartungen erinnern kann. Sehr häufig haben Personen mit einem empfindlichem Darm gleichzeitig auch noch eine Neigung zu Sodbrennen und Magenschmerzen und sind dadurch natürlich mehrfach belastet.

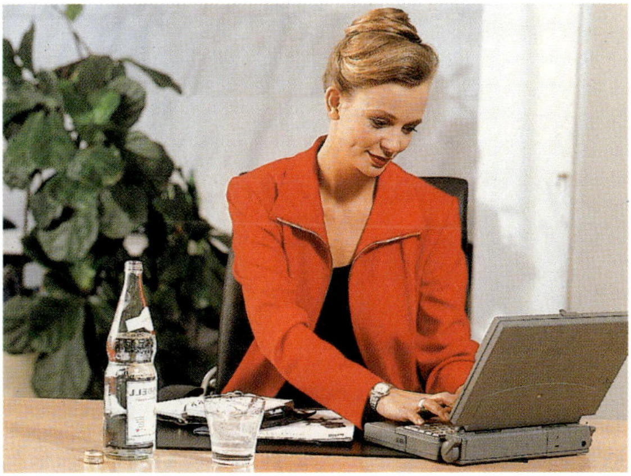

Menschen, die den ganzen Tag unter Strom stehen und von einem Termin zum nächsten hetzen, haben oft einen sensiblen Darm. Zudem können sie nicht richtig entspannen, ernähren sich falsch und trinken zu wenig.

Für den behandelnden Arzt ist es oft nicht einfach, eine klare Diagnose zu stellen. In sehr vielen Fällen müssen komplizierte und aufwendige Untersuchungen durchgeführt werden, um ein scheinbar organisches Leiden auszuschließen. Findet sich dafür kein Anhaltspunkt, steht an erster Stelle die Beurteilung der Streßbelastung und der individuellen Ernährungsweise des Patienten.

Kann das Vorhandensein organischer Ursachen ausgeschlossen werden, handelt es sich um ein rein psychosomatisches Krankheitsbild, also um ein körperliches Leiden, das durch seelische Ursachen ausgelöst wird. Für den Betroffenen ist das natürlich ebenso lästig, aber ungefährlich. Am häufigsten leiden Menschen zwischen dem 20. und 40. Lebensjahr darunter. Sie suchen häufig mehrere Ärzte in der

Hoffnung auf schnelle Hilfe auf. Aufgabe des Arztes ist es hierbei, den Patienten aufzuklären und ihm vor allem aufmerksam zuzuhören. In manchen Fällen verschwinden die Beschwerden allerdings schon, wenn der Patient besser Bescheid weiß und über die Zusammenhänge zwischen psychischer Belastung und daraus resultierenden körperlichen Leiden aufgeklärt ist. Zusätzlich wird der behandelnde Arzt dem Reizdarm-Patienten noch einige Ratschläge mit auf den Weg geben.

Hilfen gegen den Reizdarm

- Versuchen Sie, sich innerlich besser zu entspannen. Nehmen Sie an einem Kurs für autogenes Training oder einer anderen Psychotherapie teil.
- Ändern Sie Ihre Lebensgewohnheiten. Bewegen Sie sich mehr, treiben Sie Sport, suchen Sie sich Gleichgesinnte. Sprechen Sie mehr miteinander, aber nicht nur über Ihre Krankheiten.
- Verwenden Sie bei verstärkten Beschwerden krampflösende Medikamente, möglichst als Zäpfchen, da diese den Organismus am wenigsten belasten.
- Schlafen Sie mehr, nutzen Sie Ihre Urlaubstage zur Entspannung, aber auch zu körperlichen Belastungen.
- Meiden Sie einengende Kleidung.
- Meiden Sie in Ihrem Speiseplan fettes und blähendes Essen, scharfe Gewürze, zu kalte und zu heiße sowie kohlensäurehaltige Getränke, Süßwaren, frische Weißmehlprodukte, aber auch Bananen, Weintrauben und Rosinen.
- Würzen Sie Ihre Speisen mit Kümmel, Fenchel, Anis, Nelken, Lorbeer, Koriander, Thymian und Salbei.

Hinweis

Wenn auch Sie unter einem sensiblen Darm leiden, sollten Sie vor allem versuchen, Streß abzubauen. Krankenkassen und Volkshochschulen bieten ein breites Angebot an Kursen zur Entspannung und Streßbewältigung an.

Die eigene Situation überdenken

Sie sehen also, es gibt die unterschiedlichsten Störungen unseres Verdauungssystemes. Doch so verschieden die Auswirkungen auch sein können, meist haben sie eines gemeinsam: Sie sind alle zurückzuführen auf eine ungesunde Lebensweise, die geprägt ist von Streß, Leistungsdruck, mangelnder Bewegung und falscher Ernährung.

Eine Weile lang mag unser Körper dieses Fehlverhalten ja noch ausgleichen können, aber irgendwann ist er doch überlastet. Eine Störung der Verdauung – ob es nun ein Reizmagen oder ein sensibler Darm ist – ist immer als Alarmsignal zu bewerten, mit dem der Organismus uns zur Vernunft rufen will.

Und nicht zuletzt haben solche Verdauungsstörungen ja immer auch eine Auswirkung auf unsere Psyche und unser allgemeines Wohlbefinden. Nur wenn wir sie in den Griff bekommen, können wir uns auch wieder rundherum wohl fühlen. Denken Sie also beim nächsten Mal, wenn der Magen drückt oder Sie wieder einmal von Sodbrennen geplagt sind, ob Sie nicht vielleicht etwas kürzer treten sollten. Gönnen Sie sich und Ihrer Verdauung hin und wieder eine »Verschnaufpause«.

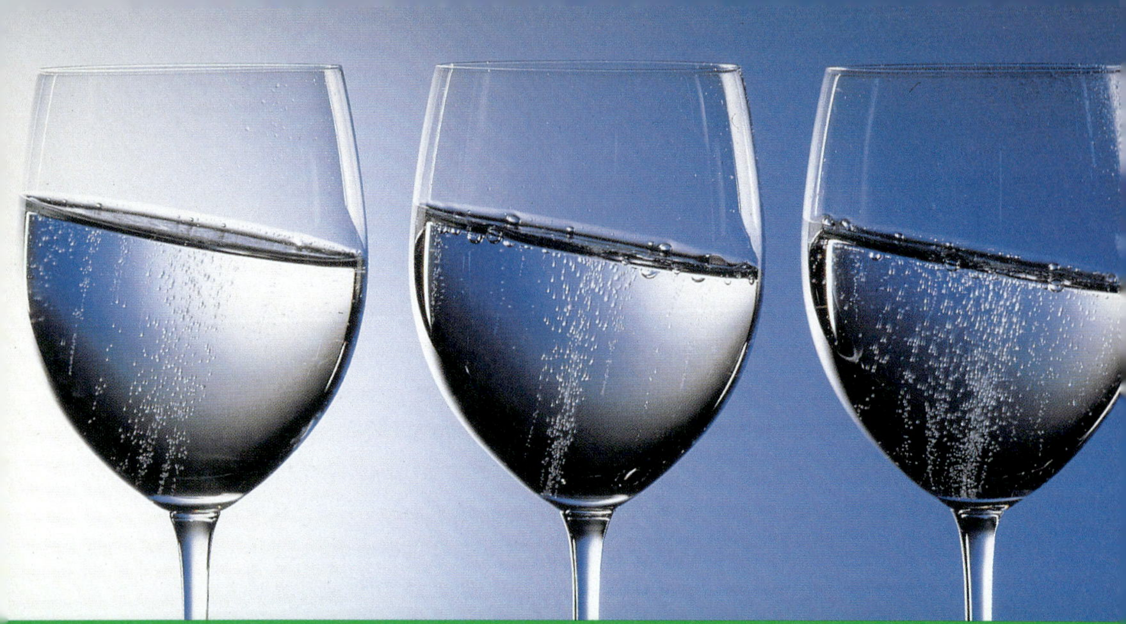

Störungen im Darmbereich

Wer hat das nicht schon einmal selbst erlebt – man ist im Urlaub in einem südlichen Land, genießt die Sonne, das milde Klima und die Spezialitäten der nationalen Küche, und schon ist es passiert: Am nächsten Morgen wacht man auf, und die Verdauung rebelliert. Das muß nicht unbedingt heißen, daß das Essen nicht gut war und man sich den Magen verdorben hat, es kann auch einfach an den ungewohnten Speisen liegen, auf die unser Magen nicht eingestellt ist. Die Umstellung läßt er uns dann entsprechend spüren. Im folgenden erfahren Sie etwas über die häufigsten Störungen im Darmbereich und wie Sie ihnen aktiv begegnen können.

Verstopfung

Wenn jemand sagt »Ich habe mit meiner Verdauung zu tun«, so bringt er damit zum Ausdruck, daß bei ihm aus irgendwelchen Gründen eine normale Verdauung im Moment nicht mehr gewährleistet ist. Die Ursachen wie auch die Auswirkungen können hierbei ganz unterschiedlich sein. Meist meint er jedoch damit, daß er unter Verstopfung leidet. Als zu selten, zu hart oder zu wenig bezeichnet etwa jeder Dritte bis Vierte seine Verdauung, wobei Frauen etwas doppelt so häufig davon betroffen sind wie Männer. Jugendliche klagen nur in drei Prozent der Fälle über Verstopfung, in mittleren Lebensjahren sind es bereits acht Prozent. Besonders weit verbreitet ist der gestörte Stuhlgang im höheren Alter. Das liegt vor allem daran, daß der ältere Mensch meist zuwenig trinkt, er verspürt nämlich kaum oder seltener Durst.

Daß die Verstopfung seit biblischen Zeiten ein Problem ist, beweisen die »Wundertaten« des Propheten Jonas. Neben seiner Hütte stand ein Rizinusbaum, aus dem der fromme Mann das berühmte Öl gewann. Es war für viele Leidende das Allheilmittel, denn schon damals litt, so die Überlieferung, die halbe Menschheit an qualvoller Verstopfung.

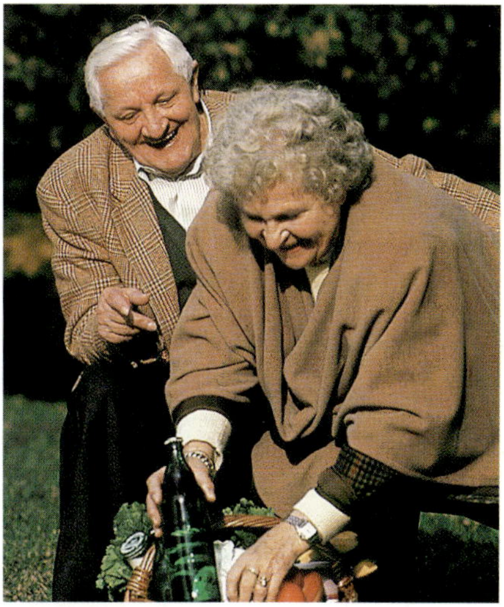

Verdauungsprobleme betreffen nicht nur ältere Menschen, sie sind aber anfälliger dafür als jüngere.

Wer kennt nicht das Problem, daß er auf der Toilette sitzt und sich die erhoffte Erleichterung durch eine ausreichende Stuhlentleerung nicht einstellt, daß er sich anstrengen und quälen muß, und das oft ohne Erfolg. Hat es dann doch einmal geklappt, kann es sich durchaus nur um ein einmaliges Ereignis handeln. In solchen Fällen brauchen Sie nicht besorgt zu sein, meist stellt sich in den nächsten Tagen ein normaler Stuhlgang von allein ein, zusätzliches Pressen und Quälen sind unnötig.

Unsere moderne Lebensweise macht den Darm träge

Häufig finden sich falsche Vorstellungen über ein normales Stuhlverhalten. Die Selbstdiagnose »Verstopfung« wird von vielen Menschen zu früh bzw. zu oft gestellt. Viele sind bis heute noch der Meinung, daß ein »normaler« Stuhlgang täglich stattfinden müsse. Diese Ansicht ist jedoch falsch und scheint ein Relikt aus Zeiten einer strengen Erziehung zur Sauberkeit des Kleinkindes zu sein. Das Kind wurde auf den Topf gesetzt und für sein »Geschäft« gelobt. Ebenso wurde es aber getadelt, wenn das Töpfchen leer blieb. Dieses Verhaltensmuster hat sich in den Gedanken der Erwachsenen bis heute festgesetzt.

Aus heutiger Sicht beinhaltet aber ein normales Stuhlverhalten einen Spielraum von dreimal täglich bis zu dreimal in der Woche. Art und Häufigkeit hängen ja, wie wir gesehen haben, sehr eng mit der Beschaffenheit und dem Rhythmus unserer Ernährung und unserer gesamten Lebensweise zusammen. Wichtig ist, daß es spontan dazu kommt und man seinen persönlichen Rhythmus findet.

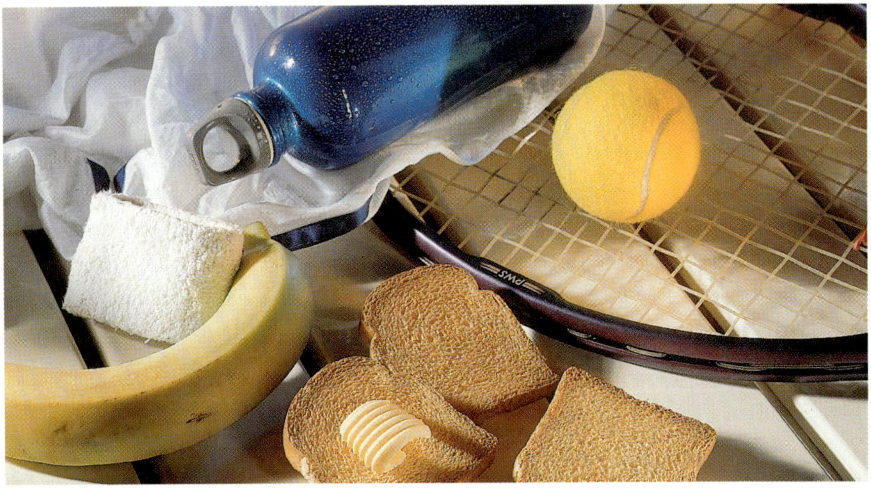

Mangelnde Bewegung ist eine häufige Ursache für einen trägen Darm. Treiben Sie regelmäßig Sport und achten Sie dabei auf eine leichte Kost, die den Magen nicht zusätzlich belastet.

URSACHEN FÜR DARMTRÄGHEIT:

- Eine funktionelle Verstopfung kann allein schon dadurch entstehen, daß man trotz des Gefühles »Jetzt mußt Du« diesem nicht nachgibt und der Stuhlgangsreflex nicht ausgelöst werden kann. Der Darminhalt wird durch die verlängerte Zeit fester und trockener, da ihm immer mehr Wasser entzogen wird. Die nächste Stuhlentleerung wird dadurch mühsamer und oft auch schmerzhaft. Häufen sich solche Verhaltungen, ist schon der Beginn einer chronischen Verstopfung da.
- Fehlende Bewegung ist in unserer modernen Zeit ein Grund für viele Beschwerden – so auch für die Verstopfung. Den Großteil unseres Alltages verbringen wir im Sitzen – Frühstück, Auto- oder Busfahrt zur Arbeit, Schreibtisch, Mittagstisch, Konferenzen, Heimfahrt, Abendbrot und Fernsehen. Wie wenig hat sich der modern lebende Mensch am Tag bewegt? Resultat: erschlaffte Muskeln, besonders am Bauch. Es entsteht durch die wenigen Bauchmuskeln kein ausreichender Reiz für den darunterliegenden Darm.
- Hektische Lebensweise mit Streß, Termindruck, Zeitproblemen, gestörtem Tagesablauf, unzureichenden Ruhe- und Schlafzeiten führt zu einer Überforderung der Darmtätigkeit. Der Darm ist völlig irritiert, er weiß gar nicht mehr, wann er tätig sein darf. Er vergißt einfach seine Arbeit, wird faul und träge. Durch die ungeordneten Abläufe wird der Stuhldrang unterdrückt und im Laufe der Zeit nicht mehr verspürt.
- Falsche Ernährung ist auch ein Zeichen unserer Zeit. Viele Menschen essen rein nach Gewohnheit, Geschmack, Verleitung, aber auch unregelmäßig, unüberlegt, zu viel, zu spät und unausgewogen. Das Verhältnis der Nähstoffe zueinander stimmt nicht. Oft fehlen die Ballaststoffe. Der Darm hat nicht ausreichend zu tun, seine Muskulatur wird nicht angeregt, die Nerven funktionieren nicht mehr – der Darm wird träge, der Inhalt gelangt nicht schnell genug in den Enddarm. Er verhärtet sich – die Folge ist eine chronische Verstopfung. Späte Abendmahlzeiten schieben dann noch nach, so daß Druckgefühle, Unruhe im Bauch und Schlafstörungen die Nachtruhe erheblich stören.
- Eine gestörte Zusammensetzung der Darmbakterien ist auch eine Ursache für Fehlreaktionen der Verdauung. Wichtige Bakterien sterben durch Ernährungseinflüsse, Medikamente, Krankheiten oder auch psychische Belastungen ab und machen anderen krankmachenden Bakterien, Viren oder Hefepilzen Platz. Dadurch gehen nützliche Funktionen einer normalen Darmflora verloren. Die so gestörten anderen Abläufe führen zur chronischen Verstopfung. Eine länger anhaltende Verstopfung schädigt nun wiederum die Aufgaben nützlicher Bakterien. Damit ist dann ein Teufelskreis entstanden.
- Entzündungen, Geschwülste, innere Hämorrhoiden, Dickdarm-Aussackungen oder Polypen können besonders im Alter zu einer Verminderung der Darmbewegung führen. Andere Krankheitsursachen für eine verminderte oder verzögerte Stuhlentleerung entstehen über nervliche Reflexe – wie bei Steinen in der Gallenblase, Niere oder im Harnleiter.

Die Folgen einer Verstopfung sind nicht nur das typische »Nicht-Können«, sondern auch zusätzliche Beschwerden wie Kopfschmerzen, ja sogar Migräne entstehen durch die Giftstoffe, die durch bakterielle Fäulnis länger im Darm bleiben. Sie werden normalerweise schnell über den Stuhlgang aus dem Körper entfernt. Nun führen sie aber zu einer Vergiftung des Körpers, weil sie vermehrt ins Blut aufgenommen werden. Die Leber wird durch die schädlichen Stoffe mehr belastet, sie muß sie ja abbauen, ihre Arbeit der Entgiftung ist gefordert. Ein altes chinesisches Sprichwort lautet: »Wenn der Darm sich nicht entleert, vergiftet er den Körper!« Das zeigt sich auch an der Haut. Ungesunde graue, fahle Gesichtsfarbe, Akne bis hin zu Neurodermitis, gereizte und juckende Hautbereiche können geheilt werden, wenn die Verstopfung beseitigt ist und der Darminhalt wieder seine normale Beschaffenheit hat.

Bei einer hartnäckigen Verstopfung muß beim erzwungenen Stuhlgang die Bauchpresse kräftig eingesetzt werden. Der notwendige hohe Preßdruck auf die Bauchhöhle ist jedoch nicht ungefährlich und kann Hämorrhoiden, Ausstülpungen der Darmwand wie Divertikel oder des Bauchfells wie Brüche in der Leistengegend, des Nabels oder der Bauchmuskulatur hervorrufen. Frische Wunden nach Operationen platzen wieder auf, alte Narben erhalten Narben-Brüche.

Sanfte Hilfe für den Darm

Um seinen trägen Darm wieder in Schwung zu bringen, hilft die Anwendung eines Abführmittels auf Dauer nicht. Wird der Darm durch solch ein Mittel angetrieben, gewöhnt er sich daran, wird erneut träge und streikt schließlich ganz. Jede länger andauernde Einnahme lähmt die Darmfunktionen, so daß ohne Abführmittel schließlich überhaupt nichts mehr geht. Auch pflanzliche Produkte sind durchaus nicht immer harmlos, wenn man sie über längere Zeit regelmäßig und in höherer Dosis einnimmt.

Hilfen gegen Verstopfung:

- Erziehen Sie Ihren Darm zur Regelmäßigkeit und Pünktlichkeit. Unterdrücken Sie Ihren Stuhldrang nicht. Suchen Sie gleich eine Toilette auf, wenn Sie das Gefühl haben, daß Sie jetzt müssen. Lassen Sie sich ausreichend Zeit dafür.
- Bevorzugen Sie ballaststoffreiche Kost, und nehmen Sie sich Zeit für die Mahlzeiten. Kauen Sie lange und intensiv. Trinken Sie mindestens zwei Liter Flüssigkeit am Tag – mehr ist noch günstiger, am besten sind Mineralwasser, Tee, Obst- und Gemüsesäfte.
- Denken Sie daran: Auch Ihr Darm braucht Bewegung. Gehen Sie spazieren, fahren Sie Rad, treiben Sie Sport, erfreuen Sie sich an Gartenarbeit.
- Nutzen Sie gelegentlich Quellstoffe wie Leinsamen, Weizenkleie oder Milchzuckerpräparate. Dazu sollten Sie aber dann besonders viel trinken.
- Massieren Sie bereits morgens im Bett ihren Unterbauch, hufeisenförmig kreisend von rechts nach links. Legen Sie abends einen kalten Leibwickel nach Kneipp an. Verbessern Sie mit Fußbädern den Wärmetransport durch den Bauchraum.
- Verzichten Sie auf Abführmittel. Sie gewöhnen sich nur daran, da sie oft erfolgreich sind, allerdings nur für kurze Zeit. Wer Abführmittel regelmäßig nimmt, muß seine Dosis bald erhöhen – das kann unter Umständen sogar gefährlich werden. Die Aufnahme von wichtigen Nährstoffen wird dabei nämlich stark beeinträchtigt.

Durchfall

Irgendwann erwischt es wohl jeden einmal: Durchfall aus heiterem Himmel. Statistisch gesehen erkrankt jeder Deutsche mindestens einmal im Jahr daran. Je jünger der Mensch ist, desto größer ist die Wahrscheinlichkeit, einen Durchfall zu erleiden. Vom Durchfall spricht man, wenn öfter als dreimal am Tage wäßrig flüssiger Stuhl entleert wird. Der Stuhl ist dabei nicht mehr geformt, Schleim oder Blut können ihm aufgelagert sein. Die Entleerung erfolgt meist in kurzen Abständen. Die Beschwerden beginnen mit einem flauen Gefühl in der Magengegend, das sich bis zu Übelkeit, Druckgefühl, Aufstoßen oder Erbrechen steigern kann. Bauchkrämpfe, heftige Bauchschmerzen und das Gefühl zum sofortigen Stuhlgang setzen plötzlich ein. Man wird blaß, kalter Schweiß tritt auf die Stirn, Schwindelanfälle und schneller Puls sind Reaktionen des Kreislaufsystems. Nach mehrmaligem Durchfall fühlt sich der Betroffene schwach und krank. Eventuell tritt sogar Fieber auf. Ein leichter Durchfall kann sogar vom behandelnden Arzt ausgelöst werden, z. B. bei der Verordnung von Antibiotika zur Bekämpfung einer Infektionskrankheit. Diese Störung tritt aber erst vier Wochen nach Beginn der Einnahme auf und betrifft nur etwa 10 bis 30 Prozent der behandelten Patienten.

Hinweis

Durchfall kann viele Ursachen haben: Bakterien, Viren, Giftstoffe, allgemeine Unverträglichkeit von Nahrungsmitteln, allergische Reaktionen, aber auch Angst, Streß, Aufregungen und Klimawechsel.

Die häufigste Ursache ist eine Darminfektion durch Viren, z. B. beim Sommer-Durchfall, und durch Bakterien, z. B. durch Salmonellen. Die Krankheitserreger befinden sich vor allem in Speisen, die aus rohen Ausgangsprodukten wie Eier oder Fleisch hergestellt werden. In Nahrungsmitteln, die falsch aufbewahrt sind, vermehren sich die Bakterien sehr schnell. Die Speisen werden nicht kühl genug oder auch über das Haltbarkeitsdatum hinaus aufbewahrt. Hackfleisch, Mayonnaise, Eis, Milchprodukte, Geflügel, Wurst sind häufig befallene Lebensmittel. Auch eine falsche Zubereitung (ungenügende Erhitzung) führt oft zu einer Lebensmittelvergiftung.

Man unterscheidet zwischen akutem und chronischem Durchfall. Die akute Form setzt zu jeder Zeit, plötzlich, unerwartet und heftig ein. Sie zeigt unterschiedliche Verlaufsformen, ist sehr intensiv, verschwindet aber schnell wieder, hat kurzen Krankheitswert, beeinträchtigt das Befinden erheblich oder verläuft auch sacht und harmlos. Vom chronischen Durchfall spricht man, wenn die Beschwerden länger als zwei Wochen anhalten. Dann ist der Durchfall meist ein Symptom einer anderen Krankheit.

Ein plötzlicher Durchfall ohne Fieber, ohne Schmerzen und mit geringer Beeinträchtigung des Allgemeinbefindens, der darüber hinaus schnell wieder abklingt, ist in aller Regel harmlos. Wenn der Durchfall aber mit längerem und höherem Fieber, heftigen Schmerzen, Kreislaufproblemen und deutlich beeinträchtigtem Allgemeinbefinden verbunden ist, sollten Sie ärztliche Hilfe in Anspruch nehmen. Hinzu kommt, daß durch den erhöhten Flüssigkeitsverlust und Mineralstoffmangel gesundheitliche Schäden auch in der Folgezeit ausgelöst werden können. Ein gezielter Medikamenteneinsatz hilft. Bei blutig-schleimigem Durchfall könnte es sich um eine ernste Erkrankung handeln – hier ist ärztliches Handeln unbedingt erforderlich.

Durchfall bei Säuglingen und Kleinkindern ist sogar lebensgefährlich. Sie verlieren zuviel Flüssigkeit und Mineralsalze, die zu deutlichen Beeinträchtigungen der Funktionen des Herzmuskels, des Kreislaufes, der Nieren und des Zentralnervensystems führen. Der Säugling hat einen wesentlich größeren Wasserbedarf und Wasserumsatz als der

WAS KÖNNEN SIE SELBST GEGEN DURCHFALL TUN?

- Trinken Sie viel Tee mit Zucker (Kamillentee) und Mineralwasser. Sie müssen die verlorengegangene Flüssigkeit und die lebenswichtigen Mineralstoffe wieder ersetzen – trinken Sie also möglichst drei bis vier Liter am Tag.
- Verzichten Sie einfach einmal einen ganzen Tag auf Nahrung. Damit entlasten Sie Ihren Darm am besten. Viel Flüssigkeit ist ausreichend.
- Essen Sie Zwieback, Knäckebrot, dünne gesalzene Schleimsuppen oder Fleischbrühe und rohe geriebene Äpfel. Vermeiden Sie Fett. Auch Salzstangen sind hilfreich.
- Legen Sie eine Wärmflasche auf den Bauch, mit einem heißen wasserdurchtränkten Tuch als feuchte Wärme. Damit beruhigen Sie Ihren Darm. Auch ein Leibwickel nach Kneipp wirkt günstig.
- In Ihrer Hausapotheke sollten Medikamente gegen einen plötzlichen Durchfall vorhanden sein. Pflanzliche Zubereitungen mit Gerbstoffen, Hefepräparate, medizinische Kohle und andere Mittel, die ein gestörtes Gleichgewicht von Bakterien im Darm ausgleichen, können zeitig genug angewendet werden.
- Der Arzt verordnet Ihnen auch Medikamente, die die gesteigerte Beweglichkeit des Darmes herabsetzen.

Erwachsene. Er trocknet sehr schnell aus. Je kleiner das Kind ist, desto gefährlicher ist der Flüssigkeitsverlust über den Darm. Durchfall in diesem Lebensalter gehört unbedingt in die Hand des Kinderarztes. Er wird gezielte Flüssigkeits-Zubereitungen mit Elektrolyten und eine sehr große Trinkmenge verordnen. Als Mutter können Sie selbst auch schon helfen, indem sie dem Kind Kräutertee mit einer Prise Salz geben.

Montezumas Rache

Sonne, Meer, Strand, Abenteuer, fremde Länder und Menschen – das bedeutet Urlaub. Die Garantie für schönes Wetter lockt viele Touristen in die subtropischen und tropischen Länder. Die Urlaubsfreuden können allerdings zu Qualen werden – denn dort lauert »Montezumas Rache«, der gefürchtete Reisedurchfall.

Und solch ein Durchfall gehört zu den häufigsten Erkrankungen und Befindlichkeitsstörungen, die während einer Reise in einem fremden Land auftreten. Gerade ferne Länder in Afrika, Asien, Mittel- und Südamerika, aber auch näher gelegene wie manche Mittelmeeranrainer bieten die besten Voraussetzungen für solch einen Urlaubs-Durchfall. So trifft es fast jeden zweiten Touristen in Tunesien, Ägypten, Thailand oder Mexiko.

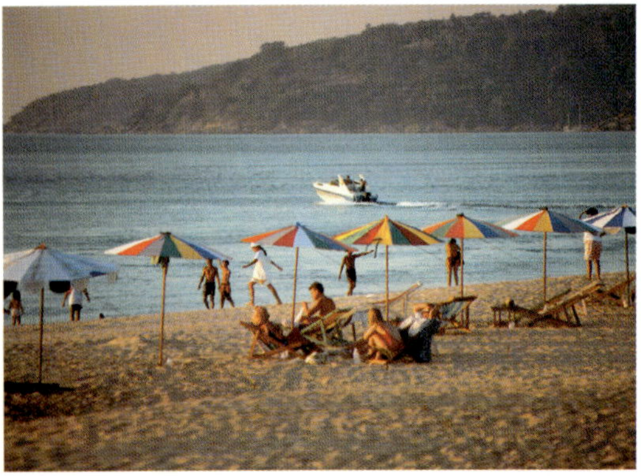

Viele haben es schon selbst erlebt – im Urlaub in sonnigen Gefilden trifft einen plötzlich Montezumas Rache.

Der Reisedurchfall ist durch mehrere wäßrige Stühle am Tage, vor allem in den ersten Urlaubstagen, starke Bauchkrämpfe, Übelkeit und Erbrechen charakterisiert. Die ersten zwei Tage am Urlaubsort sind erheblich gestört. Nach drei bis vier Tagen sind die meisten Urlauber wieder beschwerdefrei.

Der Verlauf ist im allgemeinen harmlos. Trotzdem ist die Urlaubsfreude ganz schön getrübt. Krankmachende Keime haben für den fremden Gast ein leichtes Spiel. Während die einheimische Bevölkerung gegen Infektionsquellen besser gewappnet ist, reagiert der Magen-Darm-Trakt des Urlaubers aus unseren Breiten besonders in den ersten Urlaubstagen sehr empfindlich. Nicht nur Infektionskeime gelangen mit dem Essen in den Körper, auch andere Reaktionen ebnen den Weg zu einer Erkrankung. Eine lange Anreise mit streßbedingten Vorbereitungen am Heimatort, Klima- und Zeitumstellungen, ungewohnte Kost und zu kalte Getränke, unsaubere Toilettenverhältnisse und Mangel an gewohnter Hygiene führen bei so manchem Erholungssuchenden im fremden Land zu der gefürchteten Rache Montezumas.

Wussten Sie eigentlich, ...?

... daß Montezuma im 16. Jahrhundert Herrscher im berühmten Aztekenreich war? »Der erzürnte Herr« bedeutet sein Name. Er stand Pate bei der eigenwilligen Durchfallerkrankung im Urlaub.

So beugen Sie dem gefürchteten Reisedurchfall vor:

- Treffen Sie Vorsichtsmaßnahmen vor Ort: Trinken Sie kein Leitungswasser. Kaufen Sie Getränke nur in industriell abgepackten und sicher verschlossenen Gefäßen. Putzen Sie Ihre Zähne mit Mineralwasser. Geben Sie keine Eiswürfel aus Leitungswasser in Ihre Drinks.
- Beachten Sie den Grundsatz: »Essen Sie alles nur heiß, abgekocht und geschält!« Fleisch, Fisch und Geflügel sollten nur vollständig durchgebraten sein. Speisen dürfen aber auch nicht wiederholt aufgewärmt werden. Milch niemals roh trinken.
- Verzichten Sie lieber auf Rohkost, Salate, Mayonnaise und Speiseeis. Abgepacktes Eis ist ungefährlicher. Obst sollten Sie stets schälen. Geht das wegen der Sorte nicht, verzichten Sie besser darauf. Probieren Sie es lieber zu Hause als Import.
- Verzichten Sie in den ersten Tagen auf zu scharf gewürzte Speisen. Später vertragen Sie sie besser. Sehr fette Speisen vertragen Sie besonders schlecht.
- Achten Sie peinlich genau auf alle vorbeugenden Vorsichtsmaßnahmen währen der gesamten Dauer Ihres Urlaubes. Und dennoch kann es Sie erwischen. Rechnen Sie stets damit.

Und wenn Montezuma dann doch zugeschlagen hat:

- Trinken Sie übermäßig viel, Mineralwasser oder Tees mit abgekochtem Wasser. Ein Geheimtip unter Globetrottern: Tomatensaft.
- Verzichten Sie auf feste Speisen für einige Mahlzeiten. Gönnen Sie sich etwas Ruhe. Verzweifeln Sie nicht im fremden Land an den zu häufigen Stuhlgängen. Der Darm muß seine Erreger und Schadstoffe auf natürlichem Weg entleeren.
- Verwenden Sie die speziellen Präparate aus Ihrer Reiseapotheke möglichst rechtzeitig. Sie gehören in jede Reisetasche. Beachten Sie deren richtige Anwendung.

Gestörte Darmflora

Die »guten« Bakterien sind für alle Verdauungsfunktionen im Darm von großer Wichtigkeit und erfüllen viele gesundheitliche Arbeiten. Sie sind von entscheidender Bedeutung dafür, daß natürliche Verhältnisse im Darm erhalten bleiben.

Eine stabile Darmflora ist eine wichtige Barriere des Organismus gegen schädigende Wirkungen von krankmachenden Keimen. Unmittelbar nach der Geburt gelangen die ersten Bakterien durch den Mund des Säuglings in den Verdauungstrakt. Es sind sauerstoffatmende Erreger wie die bekannten Coli-Bakterien, die ein Leben lang dort bestimmend sind. Mit der Muttermilch und Flaschennahrung ändert sich die Darmflora. Nicht-sauerstoffatmende Bakterien sind dann zu 90 Prozent vorhanden. Es sind stäbchenförmige Bifidus-Bakterien, die charakteristisch den Stuhl eines gestillten Säuglings gestalten: weich bis flüssig, leicht säuerlich riechend. Nach dem Stillen ändert sich die Darmflora erneut, sie ähnelt in ihrer Zusammensetzung eher der von Erwachsenen. Viele Fäulniskeime erzeugen den bekannten Stuhlgeruch. Die sich gestaltende Darmflora bleibt meist das ganze Leben

Wussten Sie eigentlich, ...?

... daß vom Dünndarm bis zum Darmausgang alles dicht besiedelt ist mit rund 400 verschiedenen Bakterienarten? Im Darm eines erwachsenen Menschen befinden sich etwa 100 Billionen Bakterien – das Zehnfache der Gesamtzahl der Körperzellen.

über erhalten. Sie muß sich aber im richtigen Verhältnis mischen, damit sie ihre Aufgaben gut lösen kann.

Die Mikroflora des Darmes bildet eine Schutzbarriere und sorgt für ein gutes Verhältnis. Überwucherungen von krankmachenden Keimen werden durch sie verhindert. Stoffwechselleistungen, Unterstützung der Enzymaktivitäten, Bildung von Vitaminen und die Produktion von kurzkettigen Fettsäuren für den Energiehaushalt der Darmschleimhaut sind ihre wichtigsten Aufgaben.

Schließlich ist die Darmflora auch an der Stimulierung des Immunsystems, also an einer Steigerung der spezifischen und unspezifischen Abwehr beteiligt. Manche »einheimischen« Bakterien produzieren Substanzen, die fremde Erreger abtöten oder ihre Ausbreitung verhindern. Diese Leistungen sind aber nur möglich, wenn die Darmflora intakt ist und die einzelnen Mikroorganismen untereinander sowie mit dem Menschen als Wirtsorganismus harmonieren.

Häufige Ursachen für Störungen der Darmflora:

- Antibiotika führen zu einem Verlust der mikrobiellen Barriere. Krankhafte Keime können sich ungehindert vermehren, vor allem Pilze. Kortison verursacht Schleimhautveränderungen und damit eine steigende Fremdbesiedelung.
- Der ständige Gebrauch starker Abführmittel verändert die Zusammensetzung der gesunden Bakterien.
- Bei Erkrankungen, die mit einer Schwächung des Immunsystems einhergehen, wie Aids oder Krebs, gewinnen Infektionen schnell die Oberhand.
- Umweltschadstoffe und Nahrungsgifte belasten den Verdauungsapparat auf Dauer.
- Chronisch entzündliche Darmerkrankungen wie Colitis ulcerosa oder Morbus Crohn führen zu einer deutlichen Fehlbesiedlung.
- Schwere Darmerkrankungen wie Bakterienruhr oder Typhus lösen einen großen Schaden an den gesunden Bakterien aus.
- Psychische Anspannungen begünstigen eine Veränderung der Darmbesiedelung und gelten als Risikofaktor für eine Fremdbesiedlung im Laufe der Zeit.

Wirksame Darmsanierung – Was tun, wenn die Darmflora gestört ist?

Eine normale Zusammensetzung der Darmflora garantiert einen reibungslosen Ablauf sämtlicher Verdauungsvorgänge. Wie wir gesehen haben, kann die Darmflora aber auch durch verschiedene Faktoren aus ihrem natürlichen Gleichgewicht gebracht werden. Wir spüren das daran, daß wir uns nicht wohlfühlen, in unserer Leistungsfähigkeit eingeschränkt sind und im Ernstfall sogar krank werden.

> **Hinweis**
>
> Es versteht sich von selbst, daß Sie Ihren Arzt aufsuchen, wenn Ihre Verdauungsbeschwerden stärker werden oder aber über einen längeren Zeitraum fortbestehen. Verdauungsbeschwerden können chronisch werden und sind daher nicht auf die leichte Schulter zu nehmen.

In einem solchen Fall gilt es nun, die Darmflora wieder ins Gleichgewicht zu bringen – und damit auch unsere innere Balance. Da der Magen meist schon angegriffen ist, soll die Sanierung natürlich auf möglichst schonende Weise stattfinden. Auf den folgenden Seiten geben wir Ihnen Tips, wie Sie mit einfachen und altbewährten Hausmitteln Ihr Verdauungssystem wieder auf Vordermann bringen.

Den eigenen Weg finden

Doch jeder muß selbst herausfinden, was für ihn persönlich am besten ist, das gilt für unser Verdauungssystem genauso wie für unsere Ernährung – wir treiben ja auch nicht alle die gleiche Sportart. Probieren Sie es einfach aus, und Sie werden schnell merken, was Ihnen guttut und womit Sie Ihre Verdauung am besten unterstützen können.

Das A und O einer intakten Verdauung ist natürlich die Ernährung. Achten Sie ein bißchen mehr darauf, was Sie essen, und betrachten Sie die Mahlzeiten vor allem nicht als lästige Pflichterfüllung, sondern als einen positiven und angenehmen Punkt in Ihrem Tagesablauf.

Sie sollten sich auch nicht irgendwelchen Diätzwängen unterwerfen in der Meinung, Ihrem Körper etwas Gutes zu tun. Wenn Sie nicht unbedingt aufgrund bestimmter Erkrankungen Diät halten müssen, sollte die Devise gelten: Erlaubt ist, was schmeckt! Alles andere bewirkt nur innere Unzufriedenheit und Unausgeglichenheit – und das die auf den Magen schlagen können, ist ja bekannt.

Testen Sie sich selbst

Nehmen Sie sich einmal ein paar Minuten Zeit und überdenken Sie Ihre allgemeine Lebenssituation. Versuchen Sie dabei, die folgenden Fragen ehrlich zu beantworten. Sie werden feststellen können, daß Ihr Alltag Ihrer Verdauung genug Angriffspunkte bietet, überempfindlich und gestreßt zu reagieren. Vielleicht gelingt es Ihnen – allein oder zusammen mit dem Partner oder der Familie –, mit kleinen Schritten einige Dinge dahingehend zu verändern, daß Sie auch Ihre Verdauung wieder in den Griff bekommen.

WO KÖNNTEN DIE GRÜNDE FÜR MEINE VERDAUUNGSBESCHWERDEN LIEGEN?
➤ Ist mein Alltags- oder Berufsleben geprägt von Streß, Hektik und Termindruck?
➤ Nehme ich mir ausreichend Zeit für meine Mahlzeiten, kann ich das Essen überhaupt noch genießen?
➤ Achte ich darauf, was ich esse, oder kommt es nur darauf an, mein Hungergefühl zu stillen?
➤ Muß ich oft zu Abführmitteln greifen, weil es sonst mit meiner Verdauung gar nicht mehr klappt?
➤ Gibt es unausgesprochene Konflikte in meiner Partnerschaft oder Familie?
➤ Nehme ich mir überhaupt noch Zeit für offene Gespräche?
➤ Treibe ich regelmäßig Sport?
➤ Habe ich genügend Bewegung, bleibt mir Zeit für Spaziergänge?
➤ Kann ich am Ende eines Tages richtig abschalten und mich entspannen?
➤ Gönne ich mir selbst hin und wieder etwas Zerstreuung, z. B. mit einem Theater- oder Konzertbesuch oder einem guten Buch?

Welche Nahrungsmittel können den Darm unterstützen?	
Nahrungsmittel	**Wirkung auf die Verdauung**
➤ Milch und Milchprodukte (Joghurt, Kefir, Buttermilch, Quark, Käse)	Die Milchsäurebakterien – besonders die probiotischen und rechtsdrehenden – regulieren die Darmflora. Zudem liefern Milch und Milchprodukte wertvolle Mineralstoffe wie Calcium und Vitamine. Das Eiweiß ist nötig für den Aufbau von Enzymen, die die Verdauungsvorgänge regeln.
➤ Essig	Essig regt die Bauchspeicheldrüse zur vermehrten Produktion von Verdauungssäften an und normalisiert den Säure-Basen-Haushalt. Süßes wird im Stoffwechsel zu sauer, der Körper übersäuert, die Verdauung ist gehemmt. Essig hilft!
➤ Kräutertees	Verschiedene Heilpflanzen werden traditionell bei Magenverstimmungen und Verdauungsbeschwerden angewandt. Wenn der Magen gereizt ist, beruhigt Kamille, Pfefferminze beseitigt Unwohlsein und Thymian regt die Verdauungssäfte an. Flüssigkeitsdefizite werden ausgeglichen.
➤ Kartoffelsaft	Kartoffelsaft vermag übermäßige Säure im Magen zu neutralisieren und beruhigt die gereizte Magenschleimhaut.
➤ Sauerkraut	Auch in Sauerkraut sind Milchsäurebakterien enthalten, die einen positiven Einfluß auf die Zusammensetzung der guten Bakterien im Darm haben. Es liefert viele Mineralstoffe und auch Vitamine, hat nur wenig Kalorien und wirkt abführend.
➤ Obst und Gemüse	Rohkost aus frischem Gemüse und Obst enthält viele Vitamine und Mineralstoffe und einen hohen Ballaststoffanteil. Die Ballaststoffe quellen im Magen und sorgen – bei ausreichend Flüssigkeit – für einen reibungslosen Weitertransport der Nahrung.
➤ Getreideprodukte und Hülsenfrüchte	Getreideprodukte und Hülsenfrüchte bestechen durch einen hohen Ballaststoffanteil. Sie verbessern und regulieren die Verdauung und beugen chronischer Darmträgheit vor. Zudem binden sie schädliche Schlackenstoffe im Körper und scheiden diese mit aus.
➤ Stutenmilch	Stutenmilch wirkt durch den Anteil an Bifidus-Bakterien regulierend auf alle »darmfreundlichen« Bakterien. Zudem soll sie die gesamten Stoffwechselvorgänge verbessern, was sich beispielsweise in einer reineren Haut bemerkbar macht.

ANWENDUNG Trinken Sie täglich ein Glas Milch und essen Sie auch Milchprodukte wie Joghurt oder Quark mit probiotischen Kulturen. Als kleine Zwischenmahlzeit sind Kefir oder Buttermilch kalorienarme Fitmacher.
Trinken Sie morgens nach dem Aufstehen ein Glas Mineralwasser mit 2 Teelöffeln Essig (Apfel- oder Weinessig sind besonders gut) und süßen Sie nach Geschmack mit Honig. Dies ist auch zwischendurch ein erfrischender Gesundtrunk.
Trinken Sie über den Tag verteilt zwischen den Mahlzeiten je 1 Tasse frisch aufgebrühten Tee. Achtung: Bei den meisten Kräutern darf das Wasser nicht kochen. Kurmäßige Anwendungen mit Kräutertees können bedenkenlos über einen längeren Zeitraum angewandt werden.
Bei akuten Beschwerden trinken Sie ein Glas Kartoffelsaft. Aber auch regelmäßig getrunken, normalisiert er die Darmflora und hat reinigende Wirkung.
Sauerkraut können Sie roh, gekocht oder auch als Saft zu sich nehmen – die Wirkung ist immer die gleiche. Sauerkraut- und Kartoffelsaft werden auch im Rahmen von Heilfasten-Kuren empfohlen.
Essen Sie möglichst zweimal täglich frisches Obst und Gemüse zu den Hauptmahlzeiten oder auch als leichte Zwischenmahlzeit. Richten Sie sich bei Ihrer Auswahl nach dem regionalen und saisonalen Angebot.
Ballaststoffe sollten täglich auf dem Speiseplan stehen. Beginnen Sie den Tag mit Müsli und beenden ihn mit Vollkornbrot. Achten Sie darauf, immer viel dazu zu trinken, damit die Faserstoffe quellen können. Das gewährleistet zudem eine längere Sättigung.
Für eine kurmäßige Anwendung trinken Sie täglich über einen Zeitraum von 30 bis 40 Tagen einen Viertelliter: morgens vor dem Frühstück in kleinen Schlucken und auch abends.

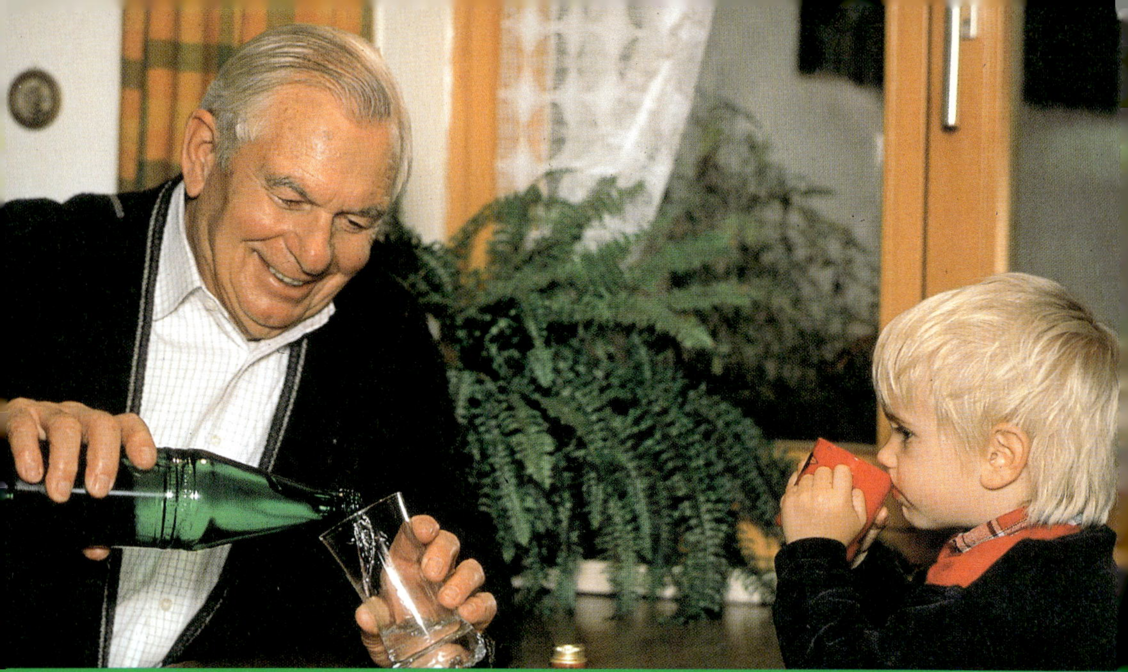

Erkrankungen des Verdauungssystems

Neben den bisher besprochenen Beschwerden, unter denen jeder Mensch im Laufe seines Lebens einmal zu leiden haben wird, die aber in der Regel mit einfachen Hilfsmitteln in den Griff zu bekommen sind, kann unser Verdauungssystem auch schwerwiegendere Krankheiten ausbilden. Diese bedürfen dann unbedingt ärztlicher Betreuung und Kontrolle und sind oft auch sehr langwierig. In vielen Fällen kommt der Patient bei Erkrankungen des Verdauungssystemes auch nicht ohne Operation aus. Doch auch bei solch ernsthaften Krankheiten spielt neben einer vernünftigen Lebensweise eine ausgewogene Ernährung eine wichtige Rolle.

Speicheldrüsenerkrankungen

Die wohl bekannteste Erkrankung der größten Speicheldrüse ist der Mumps. Viren gelangen bei Ansteckung durch Kontakt von Mensch zu Mensch in meist eine Ohrspeicheldrüse, gelegentlich auch in beide. Nach zwei bis drei Tagen schwillt das Drüsengewebe vor und hinter dem Ohr stark an, hohes Fieber entsteht, die Lymphknoten vergrößern sich. Die Krankheit heißt im Volksmund auch »Ziegenpeter«, da der Kranke aussieht, als habe er Wangen wie eine Ziege. Mumps gehört zu den Kinderkrankheiten. Wird man als Kind allerdings nicht krank, kann man sich als Erwachsener noch anstecken. Dann sind die Komplikationen besonders schlimm: Es kann zu Hirnhaut- oder Hodenentzündungen, Befall der Bauchspeicheldrüse und Nieren kommen. Appetitlosigkeit, verminderter Speichelfluß und Kau- sowie Schluckbeschwerden behindern die Nahrungsaufnahme. Ein kleiner Trost: Wer einmal Mumps hatte, bekommt ihn kein zweites Mal.

Wussten Sie eigentlich, ...?

...daß alle Speicheldrüsen anschwellen und sich entzünden können, wenn sich in ihren Ausführungsgängen sogenannte Speichelsteine festgesetzt haben? Durch den Druck in der entsprechenden Drüse kommt es zu heftigen Schmerzen. Gelangt der Speichelstein nach außen, schwillt die gesamte Drüse von allein ab. Geschieht dies nicht, muß der Stein durch Stoßwellen oder Speziallaser zerstört werden.

Was tun gegen Mumps?

- Vorbeugung durch Impfung ab dem 15. Lebensmonat.
- Bettruhe, bis Fieber und Schwellung vorüber sind.
- Wärme durch Ölwickel, Salben, Rotlicht.
- Gründliche Mundpflege ist wichtig.
- Meiden von Speichellockern wie scharfe Gewürze und saure Getränke oder Obstsorten.
- Kräutertees zum Durstlöschen.

Speiseröhrenveränderungen

Ist das Schlucken erschwert, kommen organische Behinderungen der Passage des gekauten Bissens in Frage. Entzündliche Engstellen, Narben, verschluckte Fremdkörper oder auch Geschwülste können dafür die Ursache sein. Es gibt aber auch angeborene Einengungen, die die Nahrungsaufnahme im Kindesalter behindern. Manchen Menschen bleibt der Bissen »im Halse« stecken, er rutscht nur unter brennendem Schmerz, ein Schluck Flüssigkeit hilft dann recht gut. Oft stellt sich beim Aufstoßen ein unangenehmer Geruch ein. Dann könnte es sich um eine Ausstülpung in der Schleimhaut handeln. In einer Art Sack bleiben Speisereste hängen und reizen die Nerven an dieser Stelle. Es kann auch zu schmerzhaften Entzündungen kommen. Alkoholiker haben oft in einem fortgeschrittenen Stadium ihrer Erkrankung gefährliche Krampfadern in der Speiseröhre. Da das Blut nicht mehr wie normal durch die zerstörte Leber fließen kann, sucht es sich über die Venen der Speiseröhre den Weg zum Herzen. Solch gestaute Venen können plötzlich platzen, der Patient verblutet dann, wenn nicht ganz schnell ärztliche Hilfe erfolgt.

Magenschleimhautentzündung

Der Fachmann sagt Gastritis und meint damit entzündliche Veränderungen, die durch eine verstärkte Magensaftbildung ausgelöst werden. Ist der Schleimhautschutz nicht ausreichend, so kann die aggressive Magensäure die empfindliche Oberfläche schädigen.

Fast die Hälfte der Bevölkerung hat zumindest gelegentlich eine Gastritis. Es handelt sich dann meist um ein akutes Geschehen. Plötzlich treten Appetitlosigkeit und krampfartige Schmerzen auf, die sogar mit Übelkeit und Erbrechen verbunden sein können Dabei ist die Schleimhaut des Magens gerötet und geschwollen, es kommt auch zu oberflächlichen Defekten. An der Oberfläche der Schleimhaut werden

Nerven gereizt, die die heftigen Schmerzen erklären. Diese sind dann ganz typische Anzeichen einer akuten Gastritis.

Auslöser sind oft wie beim Reizmagen seelische Belastungen. Häufig sind aber verdorbene Speisen, zu kalte Getränke, zu fettes und üppiges Essen und in zunehmendem Maße Alkohol und Nikotin die Übeltäter. Ist ein Ernährungsfehler schuld, spricht man vom verdorbenen Magen. In diesem Falle hilft nur Geduld und den Magen möglichst schonen. Der beliebte Magenbitter ist jetzt aber fehl am Platz; er reizt die Schleimhaut noch mehr und verstärkt die Beschwerden. Hilfreich sind Teezubereitungen aus Kamille und Pfefferminze. Auch ein 24stündiges Fasten bei reichlicher Zufuhr von Mineralwasser ohne Kohlensäure und entzündungshemmenden Tees entlastet den Magen. Besonders wirkungsvoll ist eine Rollkur mit Kamillentee auf nüchternen Magen am Morgen. Ist die Entzündung durch nervliche Überbelastung entstanden, verordnet der Arzt Ihnen sogenannte Schichtgitter-Antacida. Sie neutralisieren die überschüssige Magensäure. Eine akute Gastritis klingt in der Regel innerhalb von drei bis vier Tagen ab und heilt oft ohne spezielle Behandlungen wieder vollständig aus.

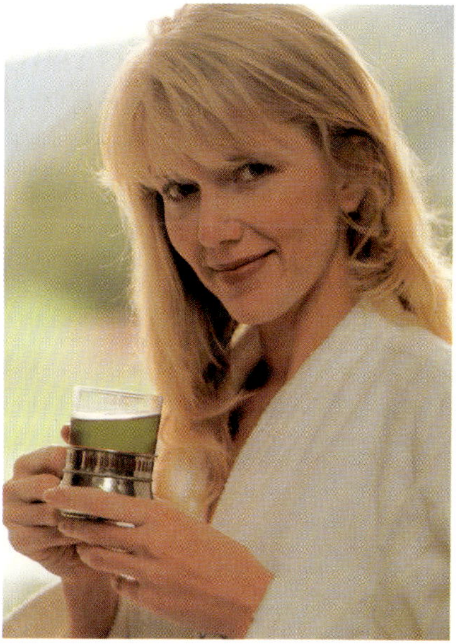

Entzündungshemmende Tees entlasten und beruhigen den Magen.

Komplizierter und sogar gefährlicher wird es, wenn eine chronische Gastritis entstanden ist. Die Symptome sind ähnlich wie bei einem Reizmagen. Die Patienten verspüren Schmerzen im Oberbauch, die bei Druck von außen äußerst unangenehm sind. Typische Warnzeichen für die chronische Form gibt es nicht. Diese Krankheit läßt sich nur durch eine Gewebeprobe aus der Magenschleimhaut eindeutig feststellen. Viele Jahrzehnte galt die Magensäure als Hauptursache, denn aus der chronischen Gastritis entwickelte sich häufig ein Geschwürleiden. Seit

Wussten Sie eigentlich, ...?

... daß nach neueren Untersuchungen etwa ein Drittel der deutschen Bevölkerung mit Helicobacter-Bakterien infiziert ist? Bei den über 60jährigen jeder Zweite, bei den unter 20jährigen nur jeder Zehnte.

1983 weiß man nun, daß an der Entstehung der Schleimhautveränderungen in 80 bis 90 Prozent der Fälle ein Bakterium mit Namen Helicobacter pylori ursächlich beteiligt ist, ein spiralförmiger Erreger, der ständig Stoffe abgibt, die Entzündungen auslösen. Große Mengen des Bakteriums nisten sich in die Magenschleimhaut ein und können sich so vor der Salzsäure schützen. Dabei greifen sie wichtige Magendrüsen an, und der normale Schleimhautaufbau verändert sich. Der Magen reagiert darauf wiederum mit einer vermehrten Produktion von Magensäure, die dann die gesamte Schleimhaut angreift und sogar Geschwüre entstehen läßt.

Helfen Sie mit, dass Helicobacter bei Ihnen nicht wirksam wird:

- Geben Sie dem krankhaften Streß keine Chancen. Stabilisieren Sie Ihre Psyche.
- Achten Sie auf Ihr Gewicht. Bauen Sie Übergewicht ab.
- Meiden Sie fettreiche und stark gewürzte Speisen. Essen oder trinken Sie nichts, was zu heiß oder zu kalt ist.
- Essen Sie mehrere kleine Mahlzeiten am Tag. Das Abendessen sollte leicht und gut verdaulich sein.
- Verzichten Sie unbedingt auf Nikotin. Auch sollten Sie Alkohol nur selten und in Maßen trinken.
- Schlafen Sie mit leicht erhöhtem Oberkörper, wenn Sie gelegentlich unter Sodbrennen leiden.
- Tragen Sie keine den Bauch einengende Kleidung. Ihr Gürtel und Hosenbund sollten locker sitzen.
- Schlafen Sie ausreichend, gönnen Sie sich mehr Freizeit, gehen Sie mehr spazieren, legen Sie sich bereits bei geringen Beschwerden eine Wärmflasche auf den Bauch.
- Sie brauchen aber keine spezielle Diät einzuhalten – erlaubt ist, was schmeckt.

Weltweit ist die Infektion mit Helicobacter pylori die häufigste Infektion, nach Schätzungen sind etwa 50 Prozent der Weltbevölkerung befallen. Ein Glück, daß nur wenige der Bakterienträger gehäufte Beschwerden haben. Sie werden erst an ein Magenleiden erinnert, wenn sich aus der chronischen Gastritis ein schmerzendes Geschwür gebildet hat. Das Bakterium wird meist erst aktiv, wenn die Abwehrkräfte geschwächt sind. Das passiert vor allem durch andauernde psychische Belastungen. Dann reagiert nämlich der Magen im wahrsten Sinne des Wortes »sauer«. Vermehrte Magensäure wird produziert und führt zu den starken Schmerzen.

Das Leiden läßt sich sogar ursächlich behandeln, nicht nur lindern. Die Bakterien kann man nämlich durch Antibiotika beseitigen. Dafür gibt es spezielle Medikamente. Sie müssen regelmäßig eingenommen werden, bis ein Nachweis der Bakterien durch Kontrollen des Arztes ausgeschlossen ist. In 80 bis 90 Prozent der Fälle kann man sie damit dauerhaft ausmerzen.

Magen- und Zwölffingerdarmgeschwüre

Beim Auftreten von Magenschmerzen, die unabhängig von den Mahlzeiten einsetzen und mit Druck und Völlegefühl, Sodbrennen und Erbrechen verbunden sind, vermutet der Arzt ein Geschwür des Magens. Typisch sind die heftigen Schmerzen bei leerem Magen, da die Magenschleimhaut, die entzündlich verändert ist oder sogar schon einen typischen Defekt hat, dem Angriff der aggressiven Magensäure schutzlos ausgesetzt ist. Der alte Spruch »Ohne Säure kein Magengeschwür« hat nach wie vor seine Gültigkeit. Der Nüchternschmerz ist ein Leitsymptom für ein Geschwür. Er bessert sich nach der Nahrungsaufnahme, da die Magensäure dann gebunden wird. Alkohol und stark gewürzte Speisen verschlimmern die Schmerzen zusätzlich. Betroffen sind Menschen im Alter zwischen 40 und 60 Jahren, Männer trifft es häufiger

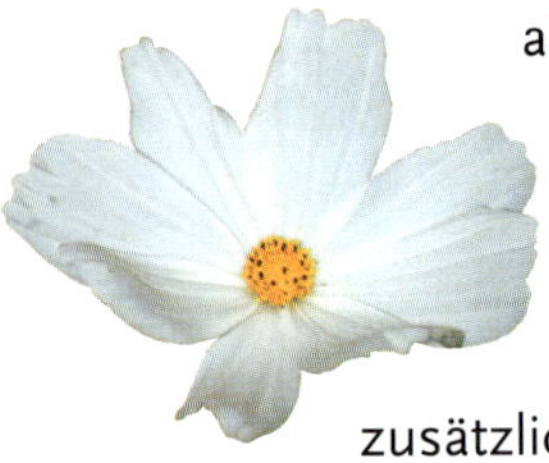

als Frauen. Immerhin verläuft etwa jedes fünfte Geschwür völlig schmerzlos. Eine sichere Diagnose stellt der Arzt durch eine Magenspiegelung, da Magengeschwüre auf einem Röntgenbild nicht immer eindeutig zu erkennen sind. Da bei fünf bis sieben Prozent der Magengeschwüre zusätzlich Magenkrebs entstehen kann, wird der Arzt auf jeden Fall gründliche Untersuchungen und nachträgliche Kontrolluntersuchungen durchführen.

Verursacht werden die Schäden an der Schleimhaut in den meisten Fällen ebenso wie die Magenschleimhautentzündung durch das Bakterium Helicobacter pylori. Allerdings ist dazu die Säure erforderlich. Ihre Produktion steigt bei andauernden psychischen Belastungen, da sich die Durchblutung der Schleimhaut ändert. Somit muß auch die Behandlung zweigleisig erfolgen. Zum einen verhindert man die übermäßige Säureproduktion durch säurebindende Medikamente wie Antacida oder sogenannte H_2-Blocker. Zum anderen werden die Bakterien mit Antibiotika bekämpft. Aber auch schleimhautschützende Mittel sind hilfreich, da sie sich als festhaftender Überzug im Bereich des Geschwüres anreichern. Wismutpräparate gelten als spezielle Magenmittel. Und dann sollte man noch unbedingt etwas gegen den Streß tun. Dem Patienten empfiehlt man autogenes Training oder andere Entspannungsverfahren wie Yoga, um somit gegen zukünftige Erkrankungen besser gewappnet zu sein.

Die Zwölffingerdarmgeschwüre sitzen am Anfangsteil dieses Darmabschnittes. Auch hierbei ist ein typisches Anzeichen dafür der Nüchtern- oder Hungerschmerz. Auch für sie ist die Übersäuerung und in 100 Prozent der Fälle das Bakterium Helicobacter pylori verantwortlich. Diese Geschwüre werden jedoch fast nie bösartig. Die Therapie erfolgt mit der Ausrottung der Bakterien und der Verminderung der Säureproduktion. Sie ist sehr lange anhaltend, so daß der Patient danach als geheilt angesehen werden kann. Damit ist der natürliche Verlauf der Erkrankung – gehäuftes Auftreten, Krebsentstehung,

Was können Sie noch tun?
➤ Legen Sie sich eine Wärmflasche auf den Bauch. Feuchte Wärme ist noch günstiger, da sie den Schmerz besser lindert.
➤ Legen Sie täglich einen Leibwickel nach Kneipp an, eventuell nach der Mittags- oder Abendmahlzeit. Lassen Sie ihn etwa eine Stunde einwirken.
➤ Trinken Sie Mineralwasser schluckweise zu den Mahlzeiten. Sie beleben dadurch auch die Tätigkeit der Muskeln des Magens.
➤ Lassen Sie sich bei hartnäckigem Verlauf eine Kurzwellen-Behandlung verordnen. Eine gute Durchwärmung durch das elektromagnetische Feld hilft, Ihr Geschwür schneller zum Abklingen zu bringen.

Magenblutungen, Magendurchbrüche – gestoppt. Ändern Sie zusätzlich zu der medikamentösen Behandlung noch einiges in Ihrem Lebensrhythmus, haben Sie große Chancen, auf Dauer geheilt zu sein. Übrigens brauchen Sie keine spezielle »Magen-Diät« einzuhalten. Sie können alles essen, was Ihr Magen verträgt und was Ihnen schmeckt.

Dünndarmerkrankungen

Organische Krankheiten des Dünndarms befallen besonders die Schleimhäute. Entzündungen, Veränderungen und Fehlregulationen der Verdauung stehen dabei im Vordergrund. Die bekanntesten Erkrankungen sind die Zöliakie bzw. Sprue, die durch eine lebenslange Unverträglichkeit gegenüber dem Getreideeiweiß Gluten gekennzeichnet ist. In Mitteleuropa muß mit einer solchen Fehlregulation von einer Erkrankung pro 8000 Einwohner gerechnet werden. Damit ist sie relativ häufig vorhanden und muß das ganze Leben lang behandelt werden.

Hinweis
Von Zöliakie spricht man bei der Gluten-Unverträglichkeit im Kindesalter; bei Erwachsenen bezeichnet man sie als Sprue.

Die Symptome der Zöliakie zeigen sich bei Kindern kurz nach den ersten Getreidemahlzeiten wie

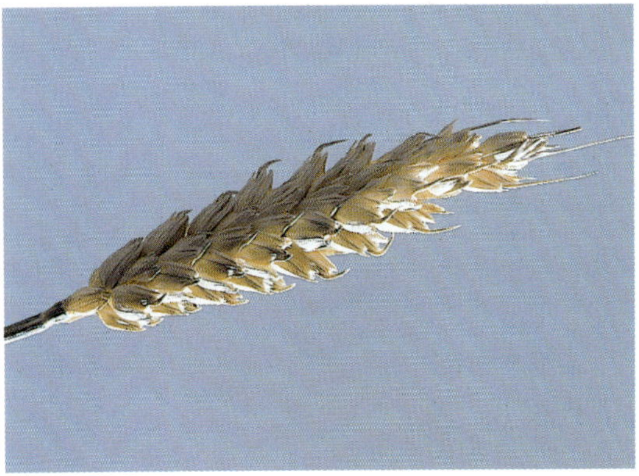

Bei einer Gluten-Unverträglichkeit muß der Betroffene auf viele Getreidesorten verzichten, u.a. auf Produkte aus Weizen.

Grießbrei, Brot oder Müsli. Plötzlich treten Durchfälle, übelriechende voluminöse Stühle, heftige Bauchschmerzen, schneller und deutlicher Gewichtsverlust und ein auffällig aufgetriebener Bauch auf. Oft wird an eine Darmgrippe oder banale Verdauungsstörung gedacht. Da aber die Beschwerden nach jeder Mahlzeit, die Getreide enthält, vorhanden sind, ist vom Facharzt die Diagnose Zöliakie schnell gestellt. Bei Erwachsenen ist dies schon etwas schwieriger. Unklare Durchfälle, Bauchbeschwerden, Unwohlsein, Kräfteverlust, aber auch unerklärliche Knochen- und Gelenkschmerzen halten oft Jahre an, bis endlich die Diagnose Sprue feststeht.

Die Entnahme einer kleinen Gewebeprobe aus der Dünndarmschleimhaut bringt die Sicherheit: Zotten sind kaum noch nachweisbar. Schuld an der Zerstörung der Zotten ist das Gluten, ein Klebereiweiß von Weizen, Hafer, Roggen und Gerste, auch von Dinkel und Grünkern. Es wirkt über längere Zeit immer schädigend. Wenn man also die Ursache für die Erkrankung beseitigen möchte, muß der Betroffene bis an sein Lebensende glutenfrei essen und trinken. Das heißt also: kein Mehl, kein Brot, keine Nudeln, kein Müsli, auch kein Bier oder Malzkaffee, ja nicht einmal ein vor dem Braten in Mehl gewälztes Stück Fleisch. Gefährlich sind verschiedene Fertigprodukte wie Fertiggerichte, Milchprodukte oder Gewürzmischungen, denen kleine Mengen von Gluten zugesetzt sind. Dafür muß der Zöliakie-Kranke mehr Kartoffeln, Reis und Mais essen. Garantiert glutenfrei sind alle frischen, unverarbeiteten Lebensmittel wie Milch, Käse, Fleisch, Fisch, Eier, Kartoffeln, Gemüse und Obst. Gebackene Produkte können aus Mais, Buchweizen, Hirse, Reis und Soja hergestellt werden.

Wenn ein Betroffener diese Spezialprodukte ißt und nach einer vorgeschriebenen Diät lebt, bilden sich die Darmzotten neu; die Verdauung und damit auch die Versorgung des Körpers verbessert sich. Die Aufnahme aller notwendigen Nährstoffe ist dadurch garantiert, so daß sich ein Zöliakie-Kranker wie ein gesunder Mensch fühlt und voll belastbar ist. Damit geht es ihm wieder gut.

Dickdarmerkrankungen

Langanhaltende, stark belästigende und psychisch sehr belastende Krankheiten sind in diesem Bereich des Magen-Darm-Traktes die chronisch entzündlichen Darmerkrankungen Morbus Crohn und Colitis ulcerosa. Immerhin sind in Deutschland schätzungsweise 200 000 bis 300 000 Menschen daran erkrankt. Meist sind es junge Erwachsene im Alter von 15 bis 30 Jahren, aber auch zunehmend Kinder. Die Colitis ulcerosa betrifft ausschließlich die Schleimhautoberfläche des Dickdarms. Die Ursache ist bisher unbekannt. Zu Beginn der Krankheit finden sich die ersten Veränderungen in allen Dickdarmabschnitten. Sie wandern sogar aufwärts in den Dünndarm. Auffällig ist bei ihrer Entstehung der Zusammenhang mit dem Rauchen: sie entsteht gerade dann, wenn die Patienten nach längerer Zeit aufhören zu rauchen.

Bei Morbus Crohn können alle Abschnitte des Magen-Darm-Traktes betroffen sein, hierbei ist die gesamte Schleimhaut entzündet. Durch diese Entzündung können Fisteln und Abszesse entstehen. Die Veränderungen beginnen meist im unteren Dünndarm und breiten sich in den Dickdarm aus. Auch hier ist die Ursache bisher unbekannt. Bis heute weiß man nicht, weshalb Bewohner von Industrieländern häufiger geplagt werden als Menschen anderer Kulturkreise.

Typische Symptome dieser beiden chronisch entzündlichen Darmerkrankungen sind massive, immer wiederkehrende Durchfälle, oft auch zeitweise normal geformte Stühle, Bauchschmerzen, Blut- und

Schleimauflagen, Druckschmerzen im Verlauf des Dickdarmes, Übelkeit, Unwohlsein, eventuell auch Fieberschübe. Die Patienten leiden unter ständigem Stuhldrang – eine Toilette muß stets in der Nähe sein. Das löst zusätzliche psychische Probleme aus.

Das Krankheitsbild beschreibt aktive Phasen, in denen die Patienten stark leiden, und sogenannte Ruhephasen, in denen sie ein relativ normales Leben führen können. Die Erkrankten stehen psychisch aber immer unter Druck, da sie nicht wissen, wie ihr Darm im nächsten Moment reagieren wird. Und so ist für die Patienten der Umgang mit ihrer Krankheit ein großes Dilemma. Das soziale Umfeld zeigt oft auch noch Unverständnis: Welcher Jugendliche geht schon gern mit einem Mädchen zur Disco oder spazieren, das ständig zur Toilette muß? Wer akzeptiert ein häufiges »Zur-Toilette-Rennen« im Beruf, im Freundeskreis oder in der Familie? Wer möchte schon solche peinliche Situation wie »Nun ging es in die Hose« ständig erleben? Die Kranken gelangen dadurch zusehends in die Isolation. Sie fühlen sich ihren Mitmenschen gegenüber nicht mehr zumutbar, wodurch ihr Leiden natürlich noch verschlimmert wird.

Für diese Erkrankungen ist eine Therapie sehr schwierig. Das Ziel muß sein, die entzündlichen Veränderungen zurückzubilden oder zumindest einzuschränken. Durch Diäten erreicht man auf Dauer keine Heilwirkung. Vermeiden sollte man jedoch grobe und blähende Speisen, eventuell sind auch Unverträglichkeiten gegen bestimmte Nahrungsmittel vorhanden. Eine normale, gemischte, kalorien-, eiweiß-, vitamin- und mineralstoffreiche Kost kann einige Abhilfe bewirken.

Mit Medikamenten kann man den Darm etwas ruhigstellen. Die medikamentöse Vorbeugebehandlung ist bei Morbus Crohn weniger effektiv als bei Colitis ulcerosa. Etwa 80 bis 90 Prozent aller Morbus Crohn-Patienten lassen sich als letzten Hilfeschrei mindestens einmal in ihrem qualvollen Leben operieren. Dabei haben alle chirurgischen Eingriffe nicht das Ziel, Morbus Crohn zu heilen, sondern lediglich die Schwere, die Komplikationen und den Leidensdruck zu behandeln.

Sehr wichtig ist aber auch die regelmäßige psychische Therapie, damit die Patienten lernen, mit ihren Problemen und Ängsten richtig umzugehen. Durch Informationen, Erfahrungsaustausch und gegenseitige praktische Hilfestellungen zur Bewältigung von Problemen haben besonders die Selbsthilfegruppen ihre wichtige Bedeutung bewiesen.

Darmpolypen und Divertikel des Dickdarms sind Veränderungen der Schleimhäute, die meist durch Zufall erkannt werden, etwa durch Diagnostik des Darmes bei unklaren Beschwerden. Sie haben in der Regel erst dann Krankheitswert, wenn Komplikationen wie Blutungen, Schleimauflagerungen, Schmerzen, Entzündungen oder Stuhlgangsstörungen auftreten. Dann wird meist durch die Spezialisten zur Operation geraten.

Eine unauffällige Divertikelhäufigkeit, also viele Schleimhautvertiefungen, erfordert an sich keine Behandlung. Als günstig gilt die Stuhlregulierung durch ballaststoffreiche Kost. Polypen können sich im Laufe der Zeit krebsartig verändern. Man sollte sie unter Kontrolle halten. Treten Blutungen auf, ist der Arzt unbedingt aufzusuchen. Auch hier wirkt eine ballaststoffreiche Kost vorbeugend, größere Trinkmengen halten den Stuhl geschmeidig.

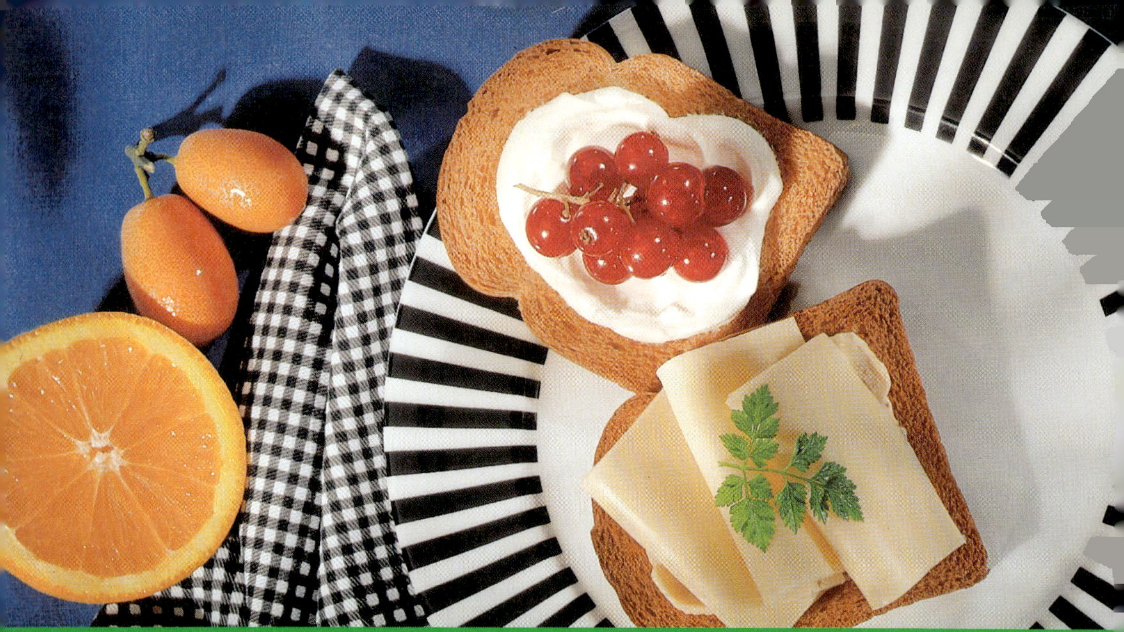

Fragen und Antworten

Menschen, die ihren Arzt wegen Verdauungsbeschwerden aufsuchen, plagen immer wieder die gleichen Fragen. Oft kann der Arzt ihnen mit einfachen Mitteln helfen, es ist aber immer eine gründliche Untersuchung notwendig. Auch die Natur liefert einige einfache, aber wirksame Mittel zur Bekämpfung und Beseitigung kleinerer Verdauungsprobleme. Bei immer wiederkehrenden Beschwerden, die zudem mit Schmerzen verbunden sind, sollten Sie aber unbedingt Ihren Arzt zu Rate ziehen und sich gründlich untersuchen lassen, damit eine ernsthafte Erkrankung ausgeschlossen werden kann. Im folgenden haben wir für Sie die häufigsten Fragen und Antworten rund um unsere Verdauung aufgelistet.

Mundgeschwüre

»Mir wird jeder Bissen zur Qual. Mundgeruch stört mich sehr, der Speichel fließt üppig. Ich habe kleine Geschwüre im Mund, die schrecklich weh tun. Was soll ich nur tun?«

»Sie leiden an einer Viruserkrankung, die man Stomatitis aphtosa nennt. Ähnliche Viren führen auch zu Windpocken, Herpes an den Lippen oder Gürtelrose. Normalerweise heilen die Geschwüre nach ein bis zwei Wochen ab. Sie werden durch mangelnde Mundpflege, Magenstörungen, körperliche Umstellungsreaktionen wie bei der Schwangerschaft oder bei geschwächter Abwehr gefördert. Wirksame Medikamente gibt es nicht. Man kann Schmerzen lindern oder eine Infektion mit Bakterien verhindern. Spülen Sie mit Salbei- und Kamillentee, pinseln Sie mit Myrrhe-Tinkturen, kauen Sie frische oder gekochte Heidelbeeren. Ihr Arzt verschreibt Ihnen gern Cremes oder Lösungen zur örtliche Betäubung, damit die Schmerzen verschwinden.«

Speichelsteine

»Bei meinem Sohn hat man Speichelsteine festgestellt. Ich habe Angst, daß er operiert werden muß. Was gibt es noch für Möglichkeiten?«

»Man kann Speichelsteine mit Stoßwellen wie beim Zerstören von Nierensteinen zertrümmern. Dann werden die kleinen Stückchen auf natürliche Weise über die Ausführungsgänge ausgeschwemmt. Es besteht auch die Möglichkeit, die Speichelsteine mit einem Laser in kleinste Partikel zu zerlegen. Diese werden dann über ein weiteres Spezialgerät abgesaugt.«

Zungenflecken

»Mir fallen Flecken auf meiner Zunge auf. Ist das bedrohlich?«

»Auf der Zunge können verschiedene Veränderungen auftreten, meist sind es harmlose Beläge. Sie verschwinden durch gründliche Mundpflege. Gelblich-weißer Belag bildet sich bei Fieber und Störungen der Verdauung. Er verschwindet schnell, wenn die Ursache beseitigt ist. Regelmäßige Mundpflege mit Abräuspern, Gurgeln, Zähneputzen, Bürstungen der Zunge und Wangenschleimhäute, aber auch viel trinken und Kaugummi-Kauen gehören zur Behandlung.«

Sodbrennen

»Mich plagt seit einiger Zeit ein fürchterliches Sodbrennen. Hinter meinem Brustbein tut es weh. Gibt es denn auch ein »Kräutlein« dagegen?«

»Gegen Sodbrennen hat ein Originalrezept von Pfarrer Kneipp heute immer noch seine Gültigkeit: Tausendgüldenkraut. Trinken Sie täglich drei Tassen Tee davon. Die Bitterstoffe dieser Heilpflanze normalisieren die Produktion der Magensäure. Pro Tasse wird ein gehäufter Teelöffel

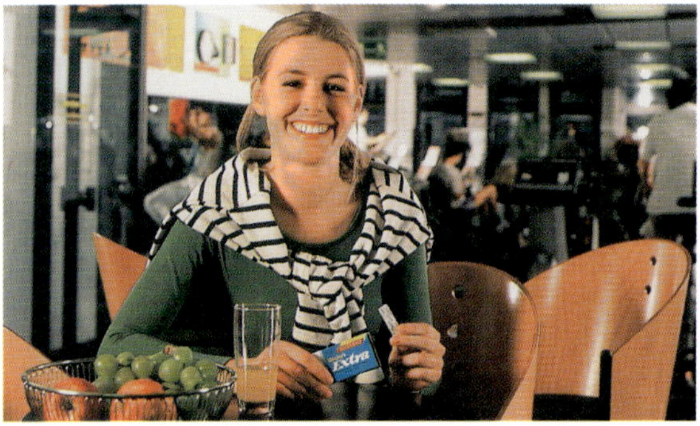

Die tägliche Mundhygiene ist sehr wichtig zur Vorbeugung gegen Verdauungsprobleme. Wo Zähneputzen nicht möglich ist, ist das Kauen von zuckerfreiem Kaugummi erlaubt und sinnvoll.

getrockneten Krautes mit kochendem Wasser übergossen, fünf bis zehn Minuten ziehen gelassen und abgeseiht. Trinken Sie den Tee lauwarm vor den Mahlzeiten. Ist Ihnen der Tee zu bitter, mischen Sie etwas Pfefferminze, Kamille oder Fenchel dazu.«

Magensäure

»Mein Arzt hat bei mir mehr Magensäure nachgewiesen als normal. Ist zu viel Magensäure denn immer schädlich?«

»Wenn Sie nachweislich zu viel Magensäure haben, so können sich bei Ihnen Entzündungen der Magenschleimhaut und Magengeschwüre bilden. Vor allem kann sich aber auch eine »Reflux-Krankheit« entwickeln. Die Säure fließt dann in die Speiseröhre und ruft quälendes Sodbrennen hervor. Oft kommt dann auch eine Entzündung der Speiseröhre hinzu. Bei einem Zwerchfell-Bruch wird der Abschlußmechanismus zwischen Speiseröhre und Magen gestört. Es entsteht auch ein Rückfluß. Häufiger Grund für einen Zwerchfell-Bruch ist Übergewicht. Solche Veränderungen oder Beschwerden müssen aber nicht immer auftreten.«

Reizmagen

»Ich bekam von meinem Arzt ein Mittel gegen meinen Reizmagen verschrieben, das die Magenbewegung anregen soll. Muß ich es nun ständig einnehmen?«

»Nein, die Einnahme ist nur etwa vier Wochen lang nötig, dreimal täglich, eine Viertelstunde vor dem Essen. Die Medikamente wirken auch noch nach dem Absetzen für etwa ein halbes Jahr und werden bei Ihnen die Bewegungsabläufe im Magen wie auch im Darm normalisieren.«

Mundgeruch

»Ich habe immer wieder unter Mundgeruch zu leiden. Das Problem dabei ist, daß man es oft gar nicht selbst merkt. Doch jetzt wurde ich schon einmal von meiner Freundin angesprochen. Und auch die Kollegen wenden sich manchmal ab. Was kann ich dagegen tun?«

»Das Problem bei Mundgeruch ist, daß es der Betroffene selbst gar nicht bemerkt. Er wundert sich, warum Bekannte und Freunde sich bei Gesprächen abwenden oder einen gewissen »Sicherheitsabstand« einhalten. Lassen Sie es gar nicht erst so weit kommen. Betreiben Sie gründliche Mundhygiene. Nicht nur mindestens zweimal täglich Zähneputzen, sondern gleich morgens kräftig gurgeln, spülen und abräuspern. Wenn während der Arbeit das Zähneputzen nicht möglich ist, kauen Sie Kaugummi. Verwenden Sie aber spezielle zuckerfreie Zahnreinigungs-Kaugummis. Diese neutralisieren die Säuren im Mund, die der ideale Nährboden für Bakterien sind und den Zahnschmelz angreifen.«

Aufstoßen

„Ich habe das Gefühl, daß ich ziemlich oft aufstoßen muß. Besonders stark ist es nach dem Essen. Ich habe schon gar keine Lust mehr, zusammen mit Freunden essen zu gehen, weil es doch sehr unangenehm ist. Woran liegt das und kann ich etwas dagegen tun?“

»Zunächst einmal ist es ein ganz natürlicher Vorgang, daß durch das Aufstoßen ein Teil der beim Essen ›verschluckten‹ Luft wieder nach außen befördert wird. Unangenehm wird es natürlich, wenn es sehr oft und mit unangenehmen Geräuschen verbunden ist. Essen Sie langsam, und kauen Sie alle Speisen sehr gründlich. Sprechen Sie während des Essens nicht zu viel, und trinken Sie Mineralwasser ohne Kohlensäure.«

Eßstörungen

»Meine 13jährige Tochter ißt kaum noch etwas und nimmt ständig ab. Trotzdem fühlt sie sich zu dick. Wie kann ich ihr helfen?«

»Gerade junge Mädchen vor der Pubertät sind von Eßstörungen betroffen. Da diese ein sehr gefährliches Ausmaß annehmen können, sollten Sie nicht lange zögern und mit ihrer Tochter zu einem Arzt gehen. Er wird Ihnen eventuell auch zu einer Psychotherapie raten.«

Abführmittel

»Ich leide immer wieder unter Verstopfung. Dann kann ich tagelang nicht auf die Toilette gehen und muß mich sehr quälen. Ich arbeite den ganzen Tag im Büro und wenn ich abends nach Hause komme, bin ich oft zu müde, um noch Sport zu treiben. Das einzige, was mir noch hilft, sind Abführmittel. Wenn ich sie nehme, funktioniert auch die Verdauung wieder. Setze ich sie danach jedoch wieder ab, habe ich das gleiche Problem wie vorher. Was mache ich falsch?«

»Abführmittel sind kein Garant für eine gesunde Verdauung und sollten wirklich nur in Ausnahmefällen eingenommen werden. Der Darm wird durch die regelmäßige Einnahme nur träge und ›verlernt‹ seine Arbeit regelrecht. Außerdem werden dem Körper durch Abführmittel auch immer wichtige Mineralstoffe entzogen, wodurch es auf lange Sicht zu Mangelerscheinungen kommen kann. Ihre vorwiegend sitzende Tätigkeit ist ein weiterer Punkt für Ihre Darmträgheit. Versuchen Sie, sich mehr zu bewegen, treiben Sie Sport. Mischen Sie unter das morgendliche Müsli einen Teelöffel Leinsamen. Gegen das Mittagstief im Büro hilft nicht nur Kaffee, magenfreundlicher sind ein Glas Buttermilch oder Kefir. Essen Sie viele Ballaststoffe, wichtig ist hier, aber immer viel zu trinken – am besten Mineralwasser und Tees oder Säfte.

Gastritis

»Seit Jahren leide ich an chronischer Gastritis. Bisher hat mir noch keine Therapie so richtig geholfen. Ich achte immer darauf, was ich esse, mache Kamillenrollkuren, trinke Kamillentee. Was könnte ich noch tun?«

»Eine ›Magen-Diät‹ wird Ihnen nicht helfen. Sie sollten eine Magenspiegelung durchführen lassen. Erkennt man, daß Ihre Magenschleimhaut durch das Bakterium Helicobacter pylori geschädigt ist, wird man Ihnen Medikamente verordnen, die heilen: Antibiotika und Säurehemmer. Ändern Sie Ihnen Lebensablauf etwas, werden Sie ruhiger, dann bekommen Sie Ihren nervösen Magen besser in den Griff.«

Magenschmerzen

»Im Betrieb, zu Hause, aber auch im Urlaub – ganz egal, warum und weswegen ich mich im Laufe des Tages ärgere, mir schlägt einfach alles auf den Magen. Bin ich denn zu nervös?«

»Alles, was wir herunterschlucken, sammelt sich im Magen. Im übertragenen Sinne gilt das auch für unseren Ärger. Er bereitet dem Magen Streß, und nicht nur dem Magen, sondern dem gesamten Verdauungstrakt.

Längerer Einfluß von Ärger bedeutet fast immer Dauerbeschwerden. Medikamente helfen nicht ausreichend. Schlucken Sie Ihren Ärger einfach nicht mehr herunter, lassen Sie ihn raus. Sprechen Sie über Ihre Probleme – das hilft.

Und noch ein Tip: Frisch gepreßter Kartoffelsaft wirkt säurebindend. Essen Sie öfter gesalzenes Kartoffelpüree. Meiden Sie unbedingt fettes Fleisch, Nikotin, Kaffee und Alkohol.«

Magendruck

»Der Druck auf meinen Magen verdirbt mir jeden Appetit. Ernähre ich mich falsch?«

»Oft führt eine zu fettreiche Kost zu einem unangenehmen Völlegefühl. Fett bleibt am längsten im Magen liegen. Aber auch Süßigkeiten, Alkohol und Nikotin sollten Sie tunlichst in größeren Mengen meiden. Auf das Rauchen sollten Sie eigentlich ganz verzichten. Hilfreich ist eine ballaststoffreiche Ernährung mit viel frischem Gemüse und Obst. Trinken Sie mehr, viel Flüssigkeit regt die Magenentleerung an – Mineralwasser ist hierfür am besten geeignet. «

Enge Kleidung

»Meine Tochter trägt am liebsten hautenge Jeans. Sie hat Mühe, den Reißverschluß zu schließen. In letzter Zeit hat sie häufig Sodbrennen und Übelkeit. Kann das durch die enge Kleidung entstehen?«

»Gerade bei jungen Menschen muß man bei der Diagnose Sodbrennen oder Reizmagen auch immer an zu enge Kleidung denken. Der Druck führt zu einer steten Reizung des Magens, besonders der Schleimhäute. Mit lässiger Kleidung nach den neusten Modetrends oder häufigem Wechsel zu weiter sitzenden Hosen und Röcken verschwinden auch die Beschwerden. Oft hilft ein Wechsel in der Mode schon von ganz allein.«

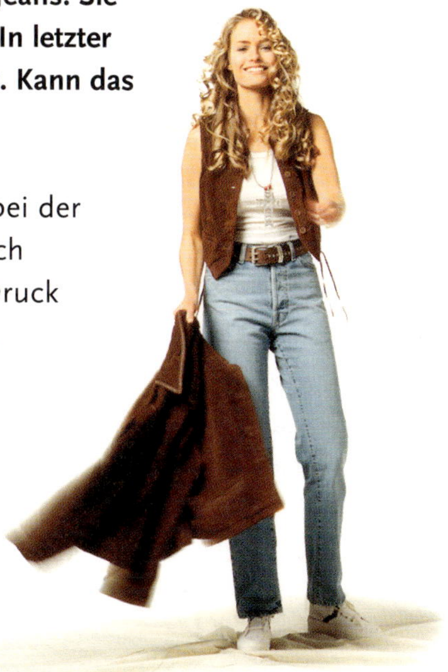

Medikamente

»Seitdem ich in urologischer Behandlung bin, habe ich vermehrt Magenbeschwerden. Kann das eine Wirkung der neuen Medikamente sein?«

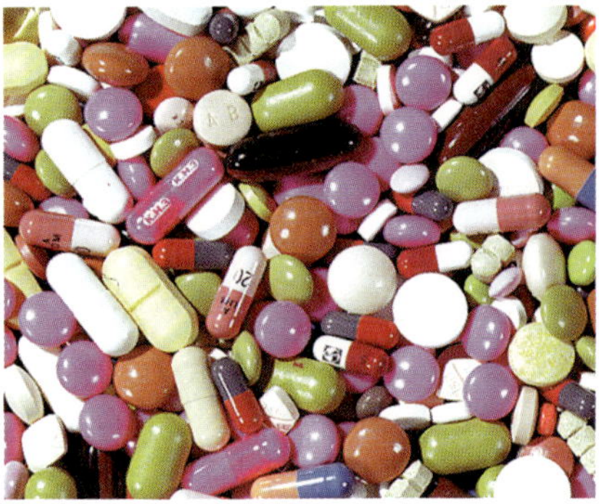

»Es gibt eine Reihe von Medikamenten, z. B. manche Schmerzmittel, die gleichzeitig auf den Säureschutzmantel des Magens wirken. Dann ist die Magenschleimhaut der aggressiven Magensäure verstärkt ausgesetzt – Magenschmerzen sind die unangenehme Folge. Fragen Sie Ihren Urologen, ob nicht eine andere Medikation möglich ist. Ansonsten muß wohl die zusätzliche Gabe eines säurebindenden Magenmittels helfen.«

Rollkur

»Wie mache ich eigentlich eine sogenannte Rollkur, die ja bei Magenbeschwerden so gut helfen soll?«

»Trinken Sie bereits morgens vor dem Aufstehen Kamillentee. Danach müssen Sie sich jeweils fünf Minuten auf den Rücken, die rechte Seite, den Bauch und die linke Seite legen. Den Kamillentee bereiten Sie bereits am Abend davor zu und halten ihn in einer Thermoskanne warm. Dazu übergießen Sie zwei gehäufte Eßlöffel Kamillenblüten mit zwei Tassen heißem Wasser. Das Wasser darf aber nicht kochen. Nach fünf bis zehn Minuten seihen Sie den Tee ab und füllen ihn heiß in die Kanne. Führen Sie mehrere Tage hintereinander solch eine Rollkur durch.«

Schichtgitter-Antacidum

»Wegen meiner Magenbeschwerden hat mir mein Arzt ein Medikament aufgeschrieben. Ich leide aber nicht an Sodbrennen oder Aufstoßen, habe allerdings oft Magendruck. In der Gebrauchsinformation wird von einem Schichtgitter-Antacidum gesprochen. Was ist das?«

»Antacida gehören zu den ältesten Magenmitteln. Sie sollen gegen die Magensäure wirken. Die Schichtgitter-Medikamente nehmen eine Sonderstellung ein, sie enthalten eine komplexe Magnesium-Aluminium-haltige Monosubstanz, die zu einem geschichteten Gitter angeordnet ist. Dadurch binden sie nicht nur überschüssige Säure, sondern auch Gallensäuren. Sie hemmen sogar die Aktivitäten des Enzyms Pepsin. Schleimhautschützende Substanzen werden gebildet, schädigende körpereigene Stoffe wie Histamin werden weniger ausgeschüttet. Die Schleimhaut-Barriere wird gestärkt. Also besteht eine Komplexwirkung. Dabei ist die säurebindende Eigenschaft nur ein Teil des Wirkungsspektrums.«

Darmfunktion

»Ist es richtig, daß der Darm neben der Verdauung noch ganz andere Aufgaben erfüllt?«

»Ja, er produziert auch wichtige Hormone, die für eine normale Funktion von Stoffwechsel- und Lebensvorgängen Voraussetzung sind. Er ist unser größtes Immun-Organ, viele Regulationen finden in seinen einzelnen Abschnitten statt. Dafür sind die einzelnen Bestandteile wie Lymphgefäße, Blutgefäße, Nerven, Zellen und Gewebsschichten verantwortlich. Schließlich muß er sich ständig mit Darmbakterien und Giftstoffen auseinandersetzen, die durch die Nahrung aufgenommen werden.»

Magen- oder Darmschmerzen

»Kann ich selbst feststellen, ob meine Bauchbeschwerden vom Magen oder Darm kommen?«

»Leider, nein, das kann letztendlich nur der Arzt. Selbst wenn Sie glauben, Sie hätten Magenschmerzen, kann es auch der Darm sein. Der Magen und mittlere Dickdarm liegen im Oberbauch genau gegenüber. Es gibt auch ausstrahlende oder reflektorische Schmerzen. Der ›Magen-‹ oder ›Darm-Patient‹ wird allerdings durch seine wiederholten Erfahrungen seine Beschwerden schon gut zuordnen können. Er hat bereits viele Fragen seines Arztes beantworten müssen und gelernt, seine Beschwerden genau zu lokalisieren.«

Reizdarm

»Eine Gastritis habe ich schon hinter mir. Jetzt quälen mich Blähungen, Bauchschmerzen und auch schleimiger Stuhl. Wie soll ich mir nur helfen?«

»Bei Ihrem Reizdarm-Syndrom – Ihren Reizmagen haben Sie schon in den Griff bekommen – kommt es darauf an, die Verdauung in Ordnung zu bringen. Achten Sie auf gut verträgliche und verdauliche Speisen, essen Sie langsam, kauen Sie lange. Speicheln Sie jeden Bissen gut ein. Essen Sie keine blähenden Speisen, legen Sie sich eine Warmflasche auf den Bauch. Überdenken Sie auch einmal Ihren Lebensstil. Werden Sie ruhiger und ausgeglichener, verdrängen Sie Streß, Hektik und Ärger. Wenn Sie dazu noch etwas Sport treiben und sich mehr bewegen, wird es Ihnen auch Ihr Darm danken.«

Milchzucker

»Ich habe oft Blähungen. Mein Arzt meint nach seiner Befragung und den Untersuchungen, ich könne vielleicht keinen Milchzucker vertragen. Wie finde ich das genau heraus?«

»Das können Sie testen, indem Sie ein bis zwei Wochen alles, was aus Milch gemacht wird, einfach weglassen, also auch Sahne, Quark, Joghurt und Käse. Bleiben dann die Blähungen aus, kennen Sie die Ursache. Dann müssen Sie Ihre Ernährung konsequent umstellen.«

Richtig Kauen

»Mein Arzt meint, daß meine Verdauungsstörungen vom schlechten Kauen und Schlucken kommen. Worauf soll ich denn nun achten?«

»Je länger jeder Bissen gekaut wird, um so leichter werden die Nahrungsbestandteile verdaut. Das Schlucken erfolgt unbeschwert, der Magen wird entlastet, das Hungergefühl verschwindet schneller. Somit ißt man weniger und nimmt sogar noch schneller an Gewicht ab. Richtiges und intensives Kauen gehört zu einer guten Eßkultur, es sollte die erste Stufe des Genießens einer Speise sein. Gewöhnen Sie sich an, etwa 40mal zu kauen, dann ist jeder Bissen gut eingespeichelt. Die Verdauung beginnt bereits. Sie schlucken dann weniger Luft, so daß Sie damit auch den leidigen Blähungen vorbeugen. Bewußt gutes Kauen dankt Ihnen Ihr gesamtes Verdauungssystem, so daß Ihre Beschwerden sicherlich dadurch schon sehr zurückgehen bzw. sogar ganz verschwinden.«

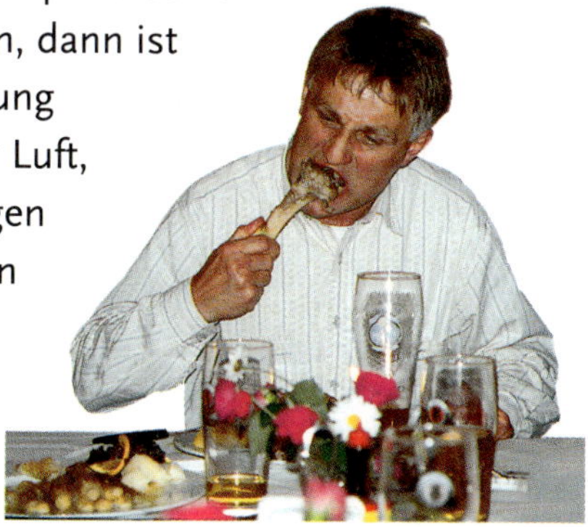

Warm oder kalt

»Ich leide sehr häufig unter Bauchschmerzen. Was ist besser: warm oder kalt?«

»Wärme gehört zu den ältesten natürlichen Heilmitteln. Was sagte Wilhelm Busch zum Magendrücken bei Schneider Böck: ›... denn ein heißes Bügeleisen auf den kalten Leib gebracht, hat es wieder gut gemacht.‹ Wärme lindert Schmerzen im Bauch, da sich verkrampfte Muskeln lösen, die Durchblutung gefördert wird, Entzündungen zurückgehen und die Schleimhaut wieder besser arbeiten kann. Heiße Kompressen, feuchte Wärme, Wickel, Wärmflasche und Heizkissen schaffen oft ausreichende Linderung. Sie sind hervorragende Mittel, die bereits bei Beginn von Beschwerden angewendet werden sollten. Nur bei dem Verdacht auf eine Blinddarmentzündung ist Wärme verboten. Da muß Kälte eingesetzt werden. Sie ist oft lebensrettend.«

Stuhlgang-Häufigkeit

»Ist es bedenklich, wenn ich einen oder zwei Tage lang keinen Stuhlgang habe?«

»Nein. Sie müssen nicht täglich Stuhlgang haben. Selbst zwei spontane und normal ablaufende Entleerungen pro Woche gelten noch als normal. Je mehr Sie essen, desto öfter müssen Sie auch ›müssen‹. Wichtig ist, daß Sie einen normalen Stuhldrang haben, der Sie daran erinnert, eine Toilette aufzusuchen. Ist das gegeben, können Sie auf Nachhilfe, z. B. durch Abführmittel, verzichten. Übrigens: Am morgen ist die Darmentleerung am physiologischsten; der Darm gewöhnt sich an diese günstige Zeit am besten.«

Streßreaktionen

»Warum reagiert der Darm so oft auf psychische Belastungen und auf Streß?«

»Der Darm reagiert ähnlich wie unser Herz, da beide Organe durch das vegetative Nervensystem reguliert werden. Dies kann erregend und hemmend steuernd eingreifen. Normalerweise sollte diese Regulierung ausgeglichen wirken, so daß normale Abläufe garantiert sind. Bei Streß, psychischen Belastungen oder Angst wird besonders der Sympathikusnerv wirksam: das Herz klopft stark und schlägt schnell – die Darmbewegungen verstärken sich. Das Resultat ist dann oft Durchfall.«

Blähungen

»In letzter Zeit leide ich unter krampfartigen Schmerzen im Oberbauch, verbunden mit Blähungen. Was kann ich dagegen tun?«

»Dagegen wirken heiße Leibwickel sehr gut. Wärme entspannt, läßt die Muskeln von Magen und Darm besser arbeiten. Aber auch kalt angelegte Leibwickel nach Kneipp wirken günstig. Sie erwärmen sich nach fünf bis zehn Minuten und durchwärmen anschließend den Bauchraum. Lassen Sie sie mindestens eine Stunde einwirken. Sie können sie auch abends anlegen und über Nacht liegen lassen. Ihr Darm reagiert besser und normalisiert seine Abläufe. Meiden Sie unbedingt blähende Speisen, dann wirken die Wickel noch besser.«

Montezuma

»Ich möchte Urlaub in Nordafrika machen. Freunde haben mich vor Durchfall gewarnt. Kann ich vorbeugen?«

»Stabilisieren Sie vor dem Urlaub Ihre Darmflora. Die nützlichen Bakterien sollten unterstützt werden. Dafür gibt es Präparate. Stärken Sie auch Ihre Abwehrkräfte durch Sport, Spaziergänge, Aufenthalt im Freien und Kältereize. Härten Sie Ihren Körper ab. Vorbeugung ist dann im Urlaub die wichtigste Therapie: Trinken Sie kein Leitungswasser, verwenden Sie keine Eiswürfel, und essen Sie kein Speiseeis. Verzichten Sie außerdem auf rohes Gemüse, Salate und ungeschältes Obst. Dann werden Sie in Ihren Ferien von ›Montezumas Rache‹ bzw. dem ›Fluch der Pharaonen‹ hoffentlich verschont.«

Colon-Hydro-Therapie

»Mir ist von meinen Bekannten wegen meiner Darmbeschwerden eine Colon-Hydro-Therapie empfohlen worden. Was ist das und ist sie wirklich gut?«

»Diese Therapie hat den Sinn, den Darm durch Wasser zu reinigen, um Schadstoffe, Gifte, Bakterien, Pilze und Bestandteile des Stuhls zu entfernen und eine normale Funktion wiederherzustellen. Man wendet sie erfolgreich bei chronischem Durchfall, Verstopfungen, Blähungen, Entzündungen und Wurmbefall an. Durch ein Kunststoffrohr fließt körperwarmes Wasser in den Darm. Über ein geschlossenes System wird Wasser und gelöster Darminhalt durch einen Schlauch abgeleitet. Wasser und Temperaturreize ermöglichen eine besonders gründliche Sanierung des Dickdarms.«

Magnesium

»Wegen meiner nächtlichen Wadenkrämpfe verordnete mir mein Arzt Magnesium-Tabletten. Nun funktioniert mein Stuhlgang auch besser. Gibt es da Zusammenhänge?«

»Die einzig bekannte Nebenwirkung dieses Medikamentes ist, daß der Stuhlgang etwas ›flotter‹ sein kann, oft mehr breiig als fest. Das ist ganz normal und von der Tablettenmenge abhängig. Viele Menschen sehen in dieser Nebenwirkung eine Verbesserung ihrer Verdauungsbeschwerden und sind sogar froh darüber. Da der Schlaf durch die schmerzhaften Krämpfe nicht mehr gestört ist, erfolgt auch eine bessere Stuhlentleerung am Morgen. Der Darm ist dann nämlich auch mehr ausgeruht.«

Eibisch

»Meine Großmutter schwört wegen ihrer Magen-Darm-Probleme seit Jahren auf Eibisch-Tee. Können Sie mir näheres darüber berichten?«

»Die Eibischwurzeln sind eine richtige Volksmedizin. Bei Erkältungen kaut man sie seit langer Zeit, nachdem sie zuvor in Honig eingelegt wurden. In den Wurzeln ist der Pflanzenschleim, der als Hauptwirkstoff gilt. Er wirkt reizmildernd bei entzündeten Schleimhäuten. Man verwendet Eibisch-Wurzeln als Tee zum Gurgeln und Spülen bei Reizungen und Entzündungen im Mund und Rachen sowie bei Schleimhautentzündungen des Magens und bei Darmerkrankungen. Ein Eßlöffel geschnittener Eibischwurzeln wird mit einem Viertelliter kaltem Wasser übergossen, ab und zu umgerührt und eine halbe bis eine Stunde ziehen gelassen. Dann seiht man den Tee ab und erwärmt ihn auf Zimmertemperatur.«

Heilfasten

»Man hört öfter einmal etwas vom Heilfasten. Es soll so gut wirksam sein, gut für Körper und Seele. Ist dieses klassische Naturheilverfahren heute noch aktuell?«

»Heilfasten ist ein ergänzendes Verfahren zu allen anderen medizinischen Behandlungsmethoden. Die Schulmedizin setzt zwangsläufig erst bei Erkrankungen selbst an. Vor- und Frühphasen können oft nicht ausreichend erfaßt werden. Heilfasten ist gleichzeitig Therapie, Prophylaxe und Rehabilitation. Es ist eine ganzheitliche Heilmethode, da sie durch umfangreiche Physiotherapie ergänzt und unterstützt wird. Die moderne Lebensweise wirkt einer harmonischen ›Eßkultur‹ entgegen: Wir essen zu schnell, zu viel, zu häufig, zu falschen Zeiten und ungesunde Nahrungsmittel. Das stört gemeinsam mit dem permanenten Bewegungsmangel den empfindlichen Verdauungsrhythmus und die äußerst sensible Darmflora. Viele zivilisationsbedingte Krankheiten sind also ernährungsbedingt. Heilfasten soll Körper und Geist reinigen, also für den ganzen Körper über alle Körperfunktionen wirken. Unter ärztlicher Kontrolle ist es eine nach wie vor sehr sinnvolle Therapiestrategie für viele Leiden.«

Stutenmilch

»Ich habe gehört, daß Stutenmilch nicht nur für Schönheit und zur Behandlung von Hautleiden eingesetzt wird, sondern auch sehr gut bei Darmleiden wirkt. Können Sie mir dieses Naturheilmittel, das eine Tradition über Jahrtausende hat, empfehlen?«

»Ja, unbedingt. Die Stutenmilch hat sehr viele Inhaltsstoffe, die umfangreiche Wirkungen auf das Verdauungssystem haben. Die Milch hat große Ähnlichkeit mit der Muttermilch, ist also sehr gut verträglich. Viele

Magen-Darm-Beschwerden und -Erkrankungen werden durch sie günstig beeinflußt: Verstärkung von Magen-Darm-Tätigkeit, Steigerung der Drüsenarbeit, Stabilisierung der Einflüsse des Parasympathikus, Beschleunigung der Entleerung des Magens und des Transportes durch den Darm, bessere Verdaulichkeit schlecht verträglicher Speisen, schnelle Aufnahme von Nährstoffen ins Blut. Der Bifidusfaktor baut eine bessere Darmflora auf, die Bakterien werden günstiger zusammengesetzt. Die Stuhlentleerung ist einfacher, der Stuhl geschmeidiger. Sodbrennen klingt bereits nach drei bis vier Tagen ab, Magenschmerzen verschwinden nach zehn Tagen, der Appetit verbessert sich sofort. Übrigens: Naturbelassene Stutenmilch ist geruchlos, hat einen leicht süßlichen Geschmack und erinnert an Kokosnüsse und Kräuter. Sie schmeckt eben anders als die gewohnte Kuhmilch.«

Essig

»Ich habe gehört, daß ich durch regelmäßiges Trinken von Essig meine Verdauung verbessern kann. Stimmt das?«

»Ja, Essigsäure, wie sie im hochwertigen Essig vorkommt, ist ein natürlicher Bestandteil des menschlichen Stoffwechsels und wird vom Körper selbst produziert. Gerade der Weinessig besitzt eine Fülle gesunder Inhaltsstoffe: neben Essigsäure auch 16 organische Säuren, Mineralstoffe, Eiweiße, Kohlenhydrate und Vitamine. Sie alle regen die Bauchspeicheldrüse zu einer vermehrten Produktion von Verdauungssäften an, wovon die gesamte Verdauung profitiert. Der pH-Wert des Essigs normalisiert den Säure-Basen-Haushalt des Magens – Sodbrennen verschwindet, eine Magenverstimmung klingt ab. Außerdem verschwindet der Heißhunger auf Süßes. Trinken Sie morgens vor dem Frühstück ein Glas stilles Mineralwasser oder Leitungswasser mit zwei Teelöffeln Essig und etwas Honig.«

Hilfen aus der Natur

»Ich möchte möglichst Mittel aus der ›Naturapotheke‹ nehmen. Was hilft meinen Verdauungsstörungen am besten?«

»Die Natur ist reich an Pflanzen, die auf die Verdauung heilend, verbessernd, regulierend und fördernd wirken. Hier eine kleine Auswahl der wichtigsten und wirksamsten Heilpflanzen:

➤ Blutwurz

Blutwurz als Teeaufguß ist besonders wirksam gegen Durchfallerkrankungen. Er enthält Gerbstoffe, die den Darminhalt dickflüssiger machen, zudem stärkt er die Darmwände und macht sie widerstandsfähiger gegen Keime.

➤ Bohnenkraut

Wegen seiner Schärfe wird es auch Pfefferkraut genannt. Die Bitterstoffe fördern den Fluß von Verdauungssäften. Bohnenkraut ist ein gesundes Gewürz und eine gute Magenarznei gegen Appetitlosigkeit und Blähungen.

➤ Enzian

Enzianwurzel aktiviert die Bildung von Magensaft und regt dadurch den Appetit an.

➤ Fenchel

Er ist der ›Freund des Magens‹, wird bevorzugt in der Kinderheilkunde, vor allem gegen Blähungen, krampfartige Bauchschmerzen und Verdauungsstörungen eingesetzt.

➤ Heidelbeeren

Diese blauen Beeren sind besonders bei Kleinkindern ein wahres Wundermittel gegen Durchfall. Ein Tee-Aufguß hilft auch bei Hämorrhoiden.

➤ Ingwer

Ingwer schützt besonders den Magen. Er lindert die Beschwerden bei Gastritis. Außerdem ist er als appetitanregendes Heilmittel bekannt.

➤ Johanniskraut

Johanniskraut ist ein gutes Mittel gegen nervöse Magenverstimmungen. Es hilft, Streß abzubauen und wirkt, wenn es über einen längeren Zeitraum eingenommen wird, stimmungsaufhellend und positiv auf die Psyche.

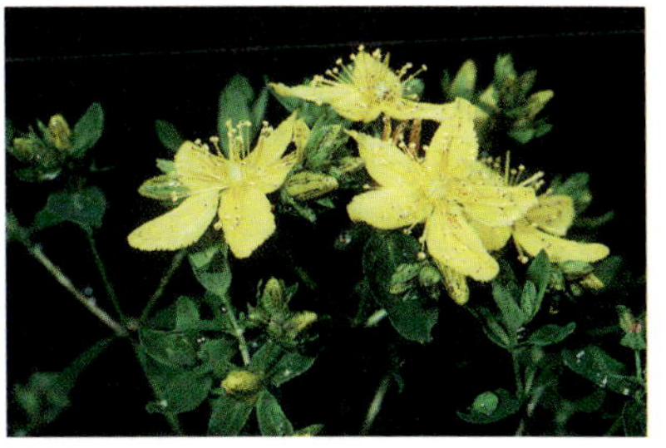

➤ Kamille

Kamille ist wohl das bewährteste Heilkraut bei Magenbeschwerden. Es wirkt krampflösend, entzündungshemmend und beruhigend. Kamille ist zudem antibiotisch, kann also im Kampf gegen Helicobacter pylori unterstützen.

➤ Kartoffel

Kartoffelsaft ist ein Magenelixier; er vermag lästige Magenbeschwerden, vor allem Magenkrämpfe und Sodbrennen, in kurzer Zeit zu lindern oder sogar ganz zu beseitigen.

➤ Kümmel

Kümmel ist ein hervorragendes Mittel gegen Blähungen, besonders in der Schwangerschaft. Aber auch leichte krampfartige Beschwerden und Völlegefühl verschwinden schnell.

➤ Leinsamen

›Gegen Magenpein hilft der Lein‹. Die kleinen hellbraunen Samenkörner vergrößern sich durch ihre Quellfähigkeit und regen vor allem den Dickdarm zu vermehrter Arbeit an und wirken auch abführend.

➤ Löwenzahn
Löwenzahn regt den Gallefluß an, hat appetitanregende Eigenschaften und lindert Völlegefühl.

➤ Majoran
Majoran macht schwere und fette Gerichte sowie Hülsenfrüchte bekömmlicher. Er fördert die Verdauungsvorgänge.

➤ Pfefferminze
Pfefferminze wirkt krampflösend an der glatten Muskulatur des Verdauungstraktes. Auch Krämpfe im Bereich der Gallenwege lösen sich.

➤ Salbei
Salbei lindert Magenbeschwerden, wirkt sehr gut bei Entzündungen der Mund- und Rachenschleimhaut.

➤ Sesam
Sesam ist verdauungsfördernd und hilfreich bei allen mit Verstopfung verbundenen Beschwerden.

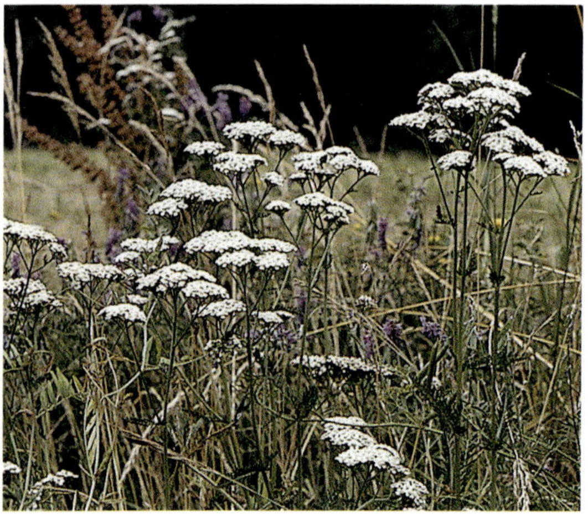

➤ Schafgarbe
Die Schafgarbe enthält Bitter- und Gerbstoffe sowie ätherische Öle, die bei Magenkatarrhen und leichten krampfartigen Magen-Darm-Störungen lindernd wirken. Sie fördern gleichzeitig die Gallensekretion und regen dadurch den Appetit an. Außerdem kann ein Aufguß aus Schafgarbe unangenehme Blähungen zum Verschwinden bringen.

➤ Tausendgüldenkraut

Tausendgüldenkraut ist eine bittere Heilpflanze, die als stimulierend auf den Magen angesehen wird. Sie ist ein gutes Magenmittel bei Appetitlosigkeit, Magenschwäche mit mangelnder Säureproduktion, Störungen der Magenentleerung, Blähungen und Erschlaffungszuständen von Magen und Darm.

➤ Thymian

Thymian wirkt vor allem auf die Atmungsorgane. Aber auch der Verdauungsapparat wird angeregt, und der Appetit gesteigert. Speisen werden besser verdaut, krampfartige Beschwerden beseitigt, übelriechende dünne Stühle normalisiert.

➤ Wacholderbeeren

Die ätherischen Öle des Wacholders haben eine desinfizierende Wirkung und können Darmpilze abtöten. Nicht nur als Beilage für Saucen und Gemüse, sondern auch als Tee zubereitet entfalten die dunklen Beeren ihre schützende Wirkung für die Schleimhäute.

➤ Wermut

Beim Wermut verwendet man besonders die oberen zarten Teile der Pflanze. Sie sind ein wirksames Mittel gegen sämtliche Magen-, Darm- und Galleprobleme und regen den Appetit an.«

Sachregister

Bildnachweis

Aok: 19, 59; Brandt Zwieback: 41, 68, 78, 104; CMA: Seite 9, 10, 11, 24, 46, 100; creativ collection: 13, 17, 43; Deutscher Weinfonds: Seite 32; Hampp Verlag: 17; IDM Shandwick: Seite 8, 14, 28, 38, 63, 73, 76, 77, 92; Kneipp: 95; MEV: 112; mt-color : Seite 2, 22, 36, 54, 84, 98, 111, 115; Nestlé: 58; Paysan: 60; Perlweiss: Seite 49; Reebok: 26; Suppelt: 123, 124; Techniker Krankenkasse: 15; Wrigleys: 106.